わかりやすい女性内分泌

改訂第2版

イラストで読む性周期のしくみ

順天堂大学生殖内分泌グループ 編著

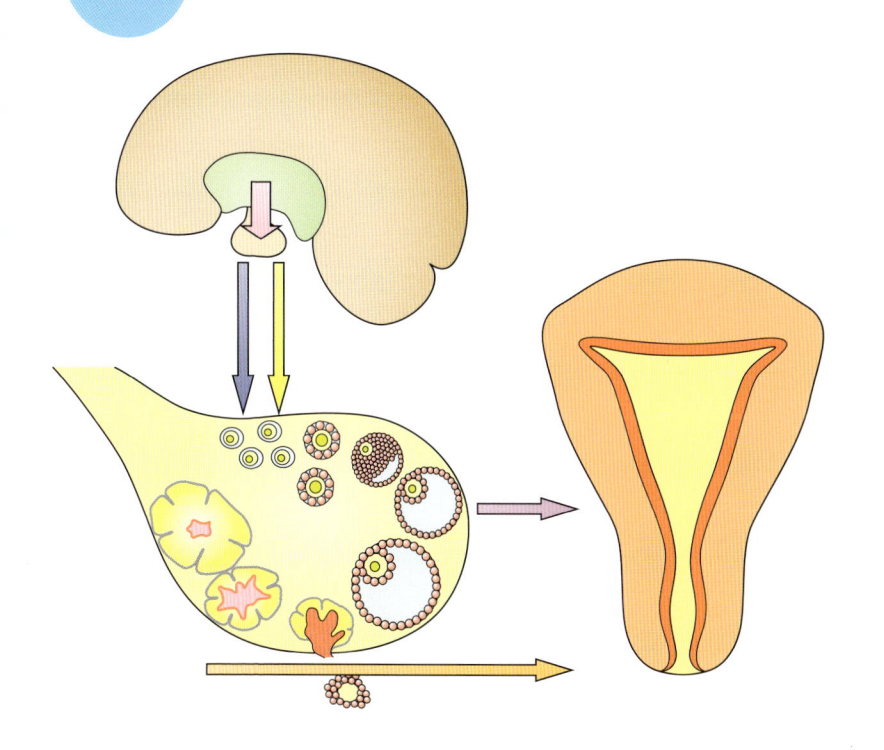

診断と治療社

序

　2006年に初版が発行された本書は，女性内分泌のしくみをわかりやすくビジュアルに解説したガイドブックとして産婦人科の若手医師だけでなく学生や研修医，他科の医師をはじめ一般の方々からもご好評をいただいております．

　初版から7年が経ち，疾患に対する検査法や治療法，ガイドライン，薬剤等が一部変更になった部分もあり，この度改訂第2版を出版することとなりました．

　本書の特長は，一見煩雑で敬遠されがちな女性内分泌学の基礎と臨床を豊富な図表と簡潔な説明文で表した，携帯型のビジュアルなハンドブックであることです．改訂第2版もこの特長はいかしたままで，新旧交代した項目を中心に改訂いたしました．視床下部―下垂体―卵巣－子宮系のホルモン連鎖が関与する女性性周期の特徴から排卵障害の検査法・治療法までを，フローチャートやイラスト，写真を豊富に用いて解説してあるため，専門知識がほとんどない方でもわかりやすい内容となっています．本書を日頃から持ち歩いて余白部分にメモを書き込んでいただければさらにオリジナリティのある1冊となることでしょう．排卵障害についての日常臨床の手引き書や国家試験・産婦人科専門医試験前の知識の確認として，お役立ていただければ幸甚です．

2013年5月

順天堂大学医学部産婦人科学講座准教授

北出　真理

『わかりやすい女性内分泌』初版　序

　女性内分泌は女性の生理の基本であり，これを理解することは産婦人科のみならず，女性におけるすべての疾患を把握するために必要不可欠である．

　女性内分泌は一見複雑でなじみにくく，産婦人科医にとってさえ敬遠されがちな領域である．しかし，視床下部－下垂体－卵巣－子宮にわたる一連のホルモンの連鎖は，整然としており，GnRH，LH，FSH，エストラジオール，プロゲステロンの5つのホルモンの基本を理解すれば，その異常と治療法を理解することは難しいことではない．

　本書では，内分泌をわかりやすく解説するために，可能な限り難解な理論を排除し，もっとも理解しやすい理論のみで，ビジュアルな図表を中心に，内分泌の基本と排卵障害の病態と治療を解説した．

　本書が女性内分泌を理解し，排卵障害の診断と治療のための一助になれば幸いである．

　　　　　　　　　　　　　　　　　　　　　　　　武内　裕之

◆ 執筆者一覧 ◆

順天堂大学生殖内分泌グループ

故 武内裕之	順天堂大学医学部産婦人科学講座臨床教授
北出真理	順天堂大学医学部産婦人科学講座准教授
菊地 盤	順天堂大学医学部附属順天堂江東高齢者医療センター先任准教授 （順天堂大学医学部産婦人科学講座 兼任）
熊切 順	順天堂大学医学部産婦人科学講座准教授
黒田恵司	順天堂大学医学部産婦人科学講座准教授
齊藤寿一郎	順天堂大学医学部附属順天堂江東高齢者医療センター准教授
地主 誠	順天堂大学医学部産婦人科学講座助教
青木洋一	順天堂大学医学部産婦人科学講座助教

目　次

Ⅰ．総論

1．成人女性の月経周期のしくみ

1) 月経周期 ……………………………………………………………… 2

2) 月経周期にかかわるホルモン ………………………………………… 6

　・memo 1：患者と良好なコミュニケーションをとるために ………… 6

3) 月経周期のメカニズム

　①視床下部 − 下垂体 − 卵巣 − 子宮系 …………………………… 8

　②フィードバック ……………………………………………… 11

　③卵胞発育 ……………………………………………………… 11

　④卵胞におけるホルモン産生 ………………………………… 14

　⑤排卵 …………………………………………………………… 19

　⑥黄体形成と維持 ……………………………………………… 19

　⑦子宮内膜の変化 ……………………………………………… 19

　・memo 2：関連疾患の検査と合併症の予防 ………………… 25

　　a．骨量の測定

　　b．子宮体癌のスクリーニング

　　c．乳癌のスクリーニング

2．内分泌機能の評価法

1) 基礎体温

　①基礎体温とは ………………………………………………… 26

　②体温計 ………………………………………………………… 26

　③評価 …………………………………………………………… 27

2) ホルモン検査

　①月経周期におけるホルモン値の変化 ……………………… 30

　②各排卵障害における新しい基準 …………………………… 32

　・memo 3：AMH（抗ミュラー管ホルモン） ………………… 32

3）ホルモン負荷試験 …………………………………………………… 34
4）経腟超音波検査の基本操作
　①経腟超音波検査の走査手順 ………………………………………… 36
　②子宮の大きさの評価 ………………………………………………… 36
　③子宮内膜の周期的変化とエコーパターン ………………………… 36
5）経腟超音波による月経周期の観察
　①子宮内膜像の観察 …………………………………………………… 40
　②卵巣 …………………………………………………………………… 40

3. 基本的な薬剤の種類と投与法
1）排卵障害に使用する薬剤
　①ドーパミン作動薬 …………………………………………………… 44
　②クロミフェン ………………………………………………………… 44
2）ホルモン製剤
　①エストロゲン製剤 …………………………………………………… 48
　②プロゲスチン製剤 …………………………………………………… 51
　③EP剤 ………………………………………………………………… 51
3）ホルモン補充療法
　①カウフマン療法 ……………………………………………………… 57
　②ピンカス療法 ………………………………………………………… 59
　③ホルムストローム療法 ……………………………………………… 59

Ⅱ. 排卵障害の診断と治療

1. 排卵障害の定義
1）正常な月経とは ………………………………………………………… 64

2. 無月経の分類
1）第1度無月経と第2度無月経 ………………………………………… 66

3. 排卵障害の分類
1）排卵障害の概念 ………………………………………………………… 72

2)排卵障害の診断
- ①排卵障害の患者の診察手順 …………………………………… 74
- ②超音波検査で分類した排卵障害 ………………………………… 74
- ③ホルモン検査で分類した排卵障害 ……………………………… 78
- ・memo 4：子宮はエストロゲンの鏡？ ………………………… 77

3)排卵障害の治療 …………………………………………………… 80

4. 各疾患の診断と治療
1)高プロラクチン血症
- ①疾患概念 …………………………………………………………… 82
- ②治療 ………………………………………………………………… 84

2)中枢性排卵障害
- ①疾患概念 …………………………………………………………… 86
- ②病態 ………………………………………………………………… 86
- ③治療 ………………………………………………………………… 89
  - A．排卵誘発 ……………………………………………………… 89
  - B．ホルモン補充療法 …………………………………………… 99

3)多嚢胞性卵巣症候群
- ①疾患概念 …………………………………………………………… 102
- ②病態 ………………………………………………………………… 105
- ③治療 ………………………………………………………………… 108
  - A．排卵誘発 ……………………………………………………… 108

4)早発卵巣機能不全
- ①疾患概念 …………………………………………………………… 114
- ②病態 ………………………………………………………………… 114
- ③治療 ………………………………………………………………… 121

イラスト・表　一覧 ……………………………………………… 126

I. 総 論

1 成人女性の月経周期のしくみ

1 月経周期

　女性の月経周期は月経と排卵により，4期に区分される．この区分は，基礎体温，卵巣，子宮からみて表現法が異なり，月経から排卵までは，低温相・卵胞期・増殖期，排卵から次回月経までは高温相・黄体期・分泌期と表現される 図1 ．

　月経周期を全体的に俯瞰すると，視床下部からGnRHが分泌され，その刺激により下垂体からLH，FSHが分泌される．下垂体からのホルモンは卵巣の卵胞に作用し，卵胞発育，排卵，黄体形成が起こる．卵胞や黄体で産生されたエストロゲンやプロゲステロンは子宮内膜に作用する．妊娠しなければ黄体は約2週間で退縮し，エストロゲンとプロゲステロンの消退により月経が発来する 図2-1, 2-2 ．

1）月経周期

図1 月経周期の表現法

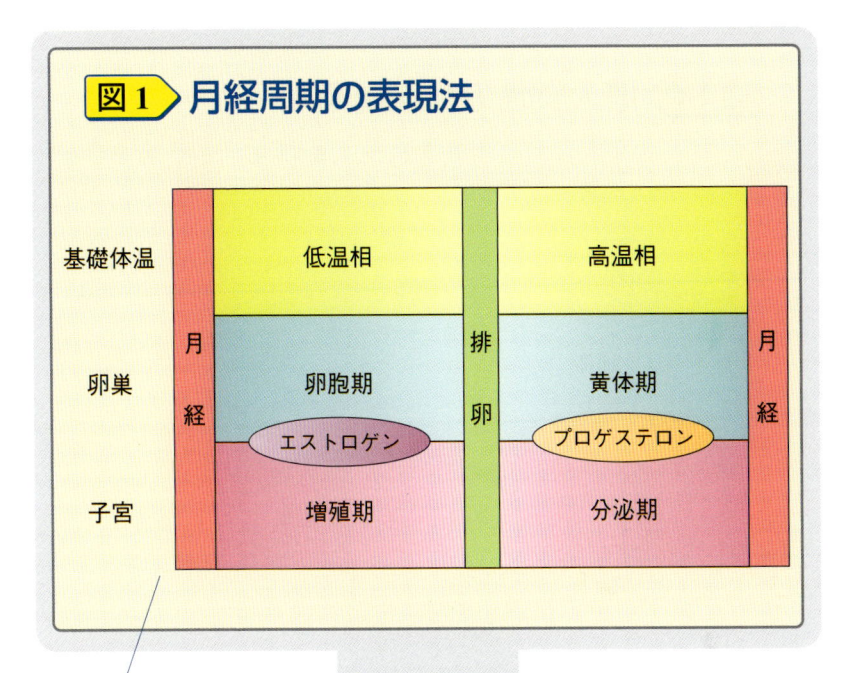

基礎体温	月経	低温相	排卵	高温相	月経
卵巣		卵胞期（エストロゲン）		黄体期（プロゲステロン）	
子宮		増殖期		分泌期	

月経周期は，基礎体温上では月経・低温相・排卵・高温相，卵巣に着目すると月経・卵胞期・排卵・黄体期，子宮内膜からみると月経・増殖期・排卵・分泌期のそれぞれ4つの時期に区分される．

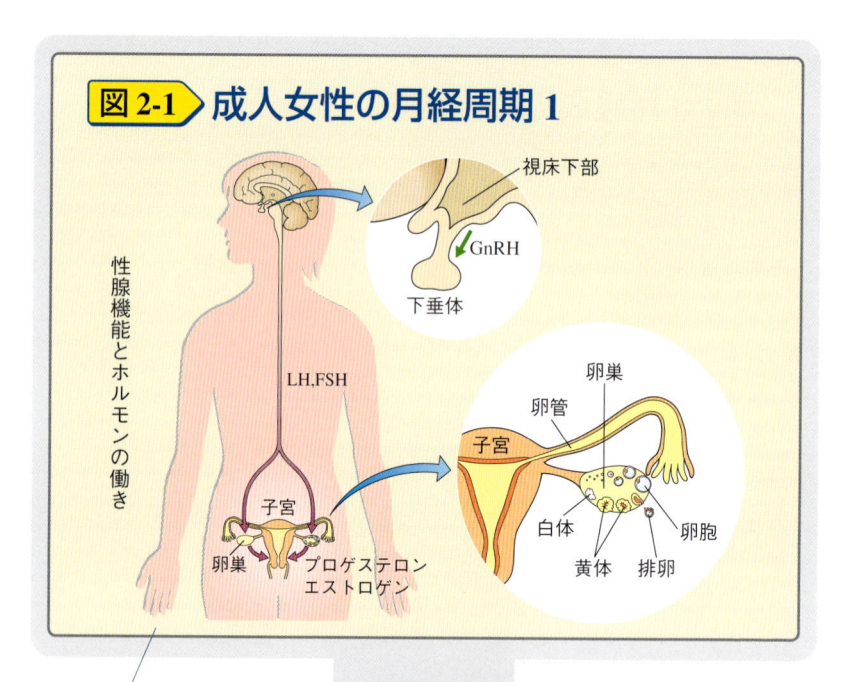

第1章 成人女性の月経周期のしくみ

図2-1 成人女性の月経周期1

性腺機能とホルモンの働き

視床下部
GnRH
下垂体

LH, FSH

子宮
卵巣
プロゲステロン
エストロゲン

卵巣
卵管
子宮
白体
黄体
排卵
卵胞

視床下部ー下垂体ー卵巣ー子宮内膜系は，月経周期に応じてダイナミックに変化する．

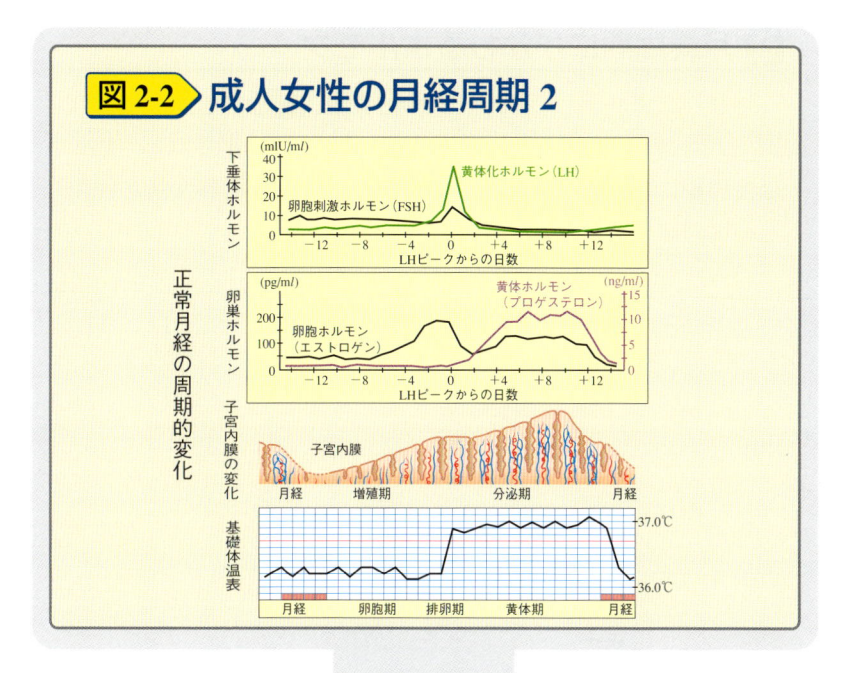

図 2-2 成人女性の月経周期 2

2 月経周期にかかわるホルモン

月経周期にかかわるホルモンの一覧を 表1 に示す．このほか，下垂体前葉からはプロラクチン(PRL)が分泌される．PRLは性周期には直接関与しないが，増加すると無排卵や無月経などの排卵障害を引き起こす．

> **memo 1** 患者と良好なコミュニケーションをとるために
>
> 排卵障害の治療は長期間にわたる場合が多く，患者の信頼を得ることが重要である．月経発来時期の予想は信頼関係の構築に重要である．投薬または注射による月経発来時期は正確に把握しておく必要がある．さらに，経腟超音波検査による卵胞や子宮内膜所見から排卵や月経の発来時期を予測できるようにトレーニングする．月経発来時期や排卵の予想が的中すると患者の大きな信頼が得られる．

表1 月経周期に関与するホルモン

- GnRH(gonadotropin releasing hormone)
  LH-RH(lutenizing hormone releasing hormone)ともいう.
  視床下部から分泌され,下垂体に作用してLH,FSHの分泌を促す.
- ゴナドトロピン(gonadotropin):脳下垂体から分泌される性腺刺激ホルモンの総称
  LH(lutenizing hormone):黄体化ホルモン
  FSH(follicle-stimulating hormone):卵胞刺激ホルモン
- エストロゲン(estrogen):以下の3種類の女性ホルモンの総称
  Estron(E_1):卵巣外の脂肪細胞などで合成される
  Estradiol(E_2):卵巣で産生され最も活性が強い
  Estoril(E_3):胎盤で産生される
- プロゲスチン(=ゲスターゲン,プロゲストーゲン)(progestin):黄体ホルモン作用をもつ物質の総称
  天然のゲスターゲンは,エストロゲンやアンドロゲンのように多種は存在せず,ヒトにおいてはプロゲステロンのみである.
- アンドロゲン(androgen):男性ホルモンの総称
  副腎,卵巣,脂肪組織などで産生され,芳香化酵素によりエストロゲンに転換される.
  testosterone
  andorostenedione
  DHEA-S(dihydro-epiandrosterone sulfate)

視床下部からは,蛋白ホルモンであるGnRHa,下垂体からは糖蛋白ホルモンのLH,FSH,卵巣からはエストロゲン,プロゲスチン,アンドロゲンの3種類のステロイドホルモンが分泌される.

3 月経周期のメカニズム

❶視床下部-下垂体-卵巣-子宮系

　視床下部-下垂体-卵巣-子宮系が協調して働くことにより，正常な月経周期が成立する．視床下部の弓状核で生成されたGnRHは，正中隆起を通る軸索内を末梢へと運搬され，貯蔵される．軸索の終末は下垂体門脈に接しており，分泌刺激によりGnRHは下垂体門脈に分泌される．GnRHの血中半減期は2～3分と，きわめて短い．GnRHは脈動性に分泌され，その分泌パターンは月経周期により異なる．GnRHの分泌は卵胞期では周期は60～120分で振幅は大きく，排卵期には周期は20～40分と短くなり，振幅は最大に達し，黄体期には周期が180～360分と長く，振幅は小さくなる 図3 ．GnRHの律動的分泌の周期と振幅は，月経周期の維持にきわめて重要な役割を担っている．

　下垂体門脈から下垂体前葉に分泌されたGnRHは，性腺刺激細胞の細胞膜にあるGnRHレセプターに結合し，ゴナドトロピン(LH，FSH)の合成，分泌を促す．GnRHの脈動性分泌に同期して，下垂体前葉からLHおよびFSHの分泌が起こる．血中半減期の短いLHでは，GnRHに同調する脈動性分泌が明らかであるが，半減期の長いFSHでは，周期や振幅は明確に捉えにくい．

　下垂体から分泌されたFSHの刺激により卵胞発育が起こり，発育した卵胞はLHの作用により排卵する．排卵後に形成された黄体はLHの刺激により維持される 図4 ．

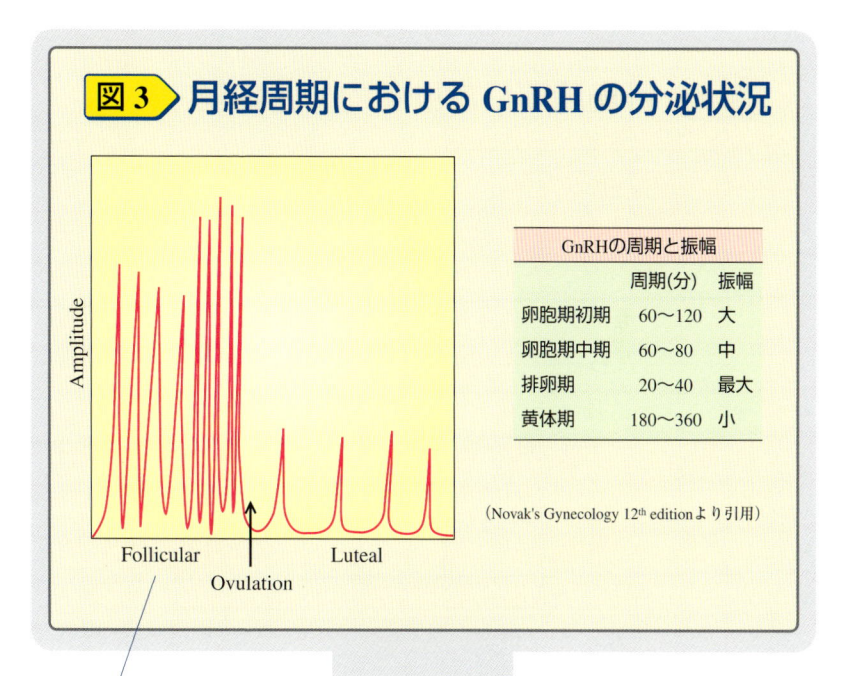

3）月経周期のメカニズム

図3 月経周期における GnRH の分泌状況

GnRHの周期と振幅		
	周期(分)	振幅
卵胞期初期	60〜120	大
卵胞期中期	60〜80	中
排卵期	20〜40	最大
黄体期	180〜360	小

(Novak's Gynecology 12th edition より引用)

Follicular / Ovulation / Luteal

視床下部から分泌される GnRH の分泌周期と振幅により，FSH と LH の分泌が調節され，卵胞発育と黄体維持が行われる．

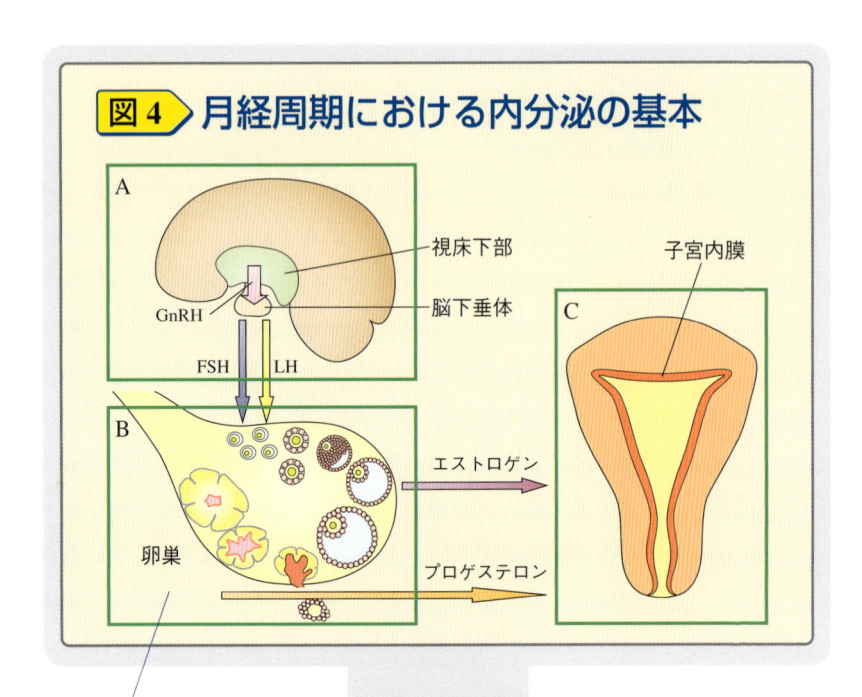

第1章 成人女性の月経周期のしくみ

図4 月経周期における内分泌の基本

A
視床下部
脳下垂体
GnRH
FSH　LH

B
卵巣
エストロゲン
プロゲステロン

C
子宮内膜

視床下部ー下垂体ー卵巣ー子宮内膜系とこれに関与する5つのホルモン．

❷フィードバック 図5

　視床下部-下垂体-卵巣系は，上位から下位にいたる一方通行ではなく，下位から上位へのフィードバック機構によって調整される．卵巣から分泌されるエストラジオールは視床下部でのGnRHの生成・分泌を抑制し（ロング・フィードバック），下垂体から分泌されるゴナドトロピンは視床下部（ショート・フィードバック）および下垂体自身に作用して（ウルトラショート・フィードバック）それぞれの産生を抑制する．

　下垂体-卵巣系に特有のフィードバックがポジティブフィードバックである．卵胞発育に伴い，顆粒膜細胞で産生されたエストラジオールの増加により，下垂体からLHの大量放出が起こる．これがLHサージであり，引き続き卵胞が破裂し，排卵が起こる．

❸卵胞発育

　卵巣皮質には多数の卵胞が存在する．卵巣に存在する原始卵胞は胎生期に減数分裂を開始し，第一減数分裂の有糸核前期で停止する．精細胞と異なり，卵細胞はすべてが減数分裂途上にあるため，細胞分裂により増加することはなく，これ以後，減少の一途をたどる．卵巣にある原始卵胞数は，胎生6カ月で最大の800万個であり，出生時には200万個に減少し，思春期には5〜10万個となり，閉経時にはゼロとなる．女性の一生のうち，排卵する卵子の数は約400個（12歳で初経，50歳で閉経と仮定すると，12×38＝456個）である．排卵する卵胞はごくわずかであり，ほとんどの卵胞は閉鎖卵胞となる 図6 ．

　卵胞は，形態により原始卵胞（primordial follicle），一次卵胞

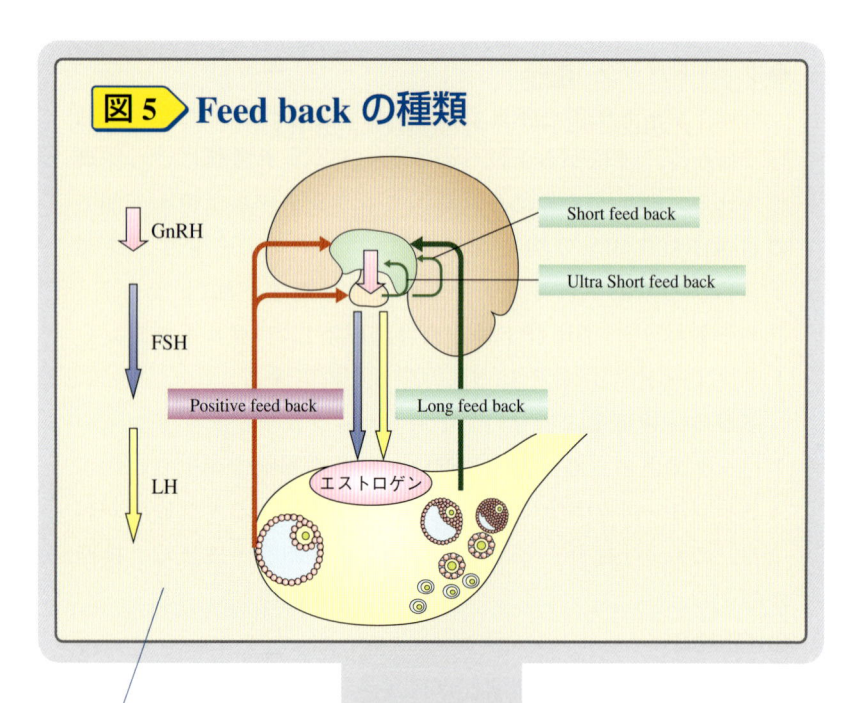

第1章 成人女性の月経周期のしくみ

図5 Feed back の種類

GnRH

FSH

LH

Short feed back

Ultra Short feed back

Positive feed back

Long feed back

エストロゲン

視床下部－下垂体－卵巣系は positive と negative の2つの feed back により調節されている．

図6 加齢に伴う卵胞数の変化

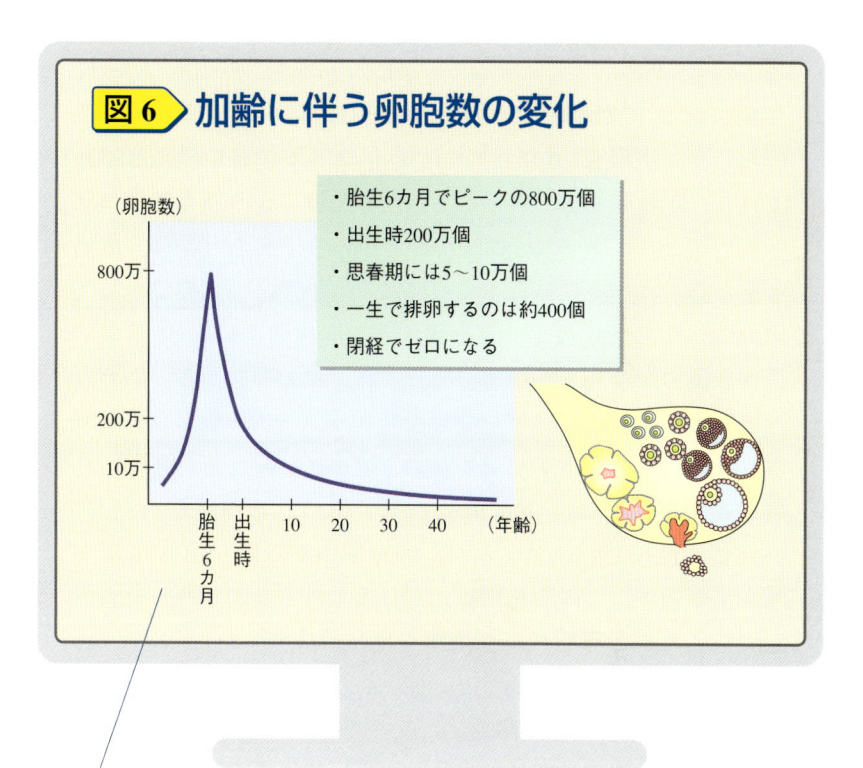

- 胎生6カ月でピークの800万個
- 出生時200万個
- 思春期には5～10万個
- 一生で排卵するのは約400個
- 閉経でゼロになる

胎生期に減数分裂を開始する卵胞は，出生後は減少の一途をたどる．

(primary follicle)，二次卵胞(secondary follicle, antral follicle)に分類される．原始卵胞(直径0.1mm前後)は1層の顆粒膜細胞のみで，一次卵胞(直径0.1〜0.3mm)は数層の顆粒膜細胞に囲まれる．顆粒膜細胞から分泌された卵胞液により囲卵腔が形成されたものが二次卵胞(直径0.4〜20mm)である 図7 ．原始卵胞から一次卵胞に発育するのには150日間，一次卵胞から二次卵胞への発育には120日を要する．二次卵胞は約85日間で排卵直前のグラーフ卵胞まで発育する．原始卵胞から一次卵胞への発育はゴナドトロピンなしで起こり，一次卵胞から二次卵胞への発育はゴナドトロピン(FSH)依存性に起こる 図8 ．月経初期の卵巣には，3mm前後の数十個の二次卵胞が存在し，FSH依存性に発育成熟するが，卵胞期中期以降FSHの分泌が減少するので，この変化に耐えられるエストラジオールを産生している1個の卵胞のみが閉鎖を免れ，排卵にいたる(単一排卵機構) 図9 ．

❹卵胞におけるホルモン産生

発育途上の卵胞の顆粒膜細胞からはエストロゲンが分泌される．卵巣におけるエストロゲンは，2種類のゴナドトロピンと莢膜細胞と顆粒膜細胞の2つの細胞で産生される(two cell two gonadotropin theory)．すなわち，LHの作用により莢膜細胞ではコレステロールを基質にしてアンドロゲンが生成される．続いて顆粒膜細胞に移送されたアンドロゲンは，FSHの作用で誘導された芳香化酵素(アロマターゼ)によりエストロゲンに転換される 図10 ．アンドロゲンには，アンドロステンジオン，テストステロン，DHEA-Sの3種類があり，それぞれ芳香化酵

3）月経周期のメカニズム ⑮

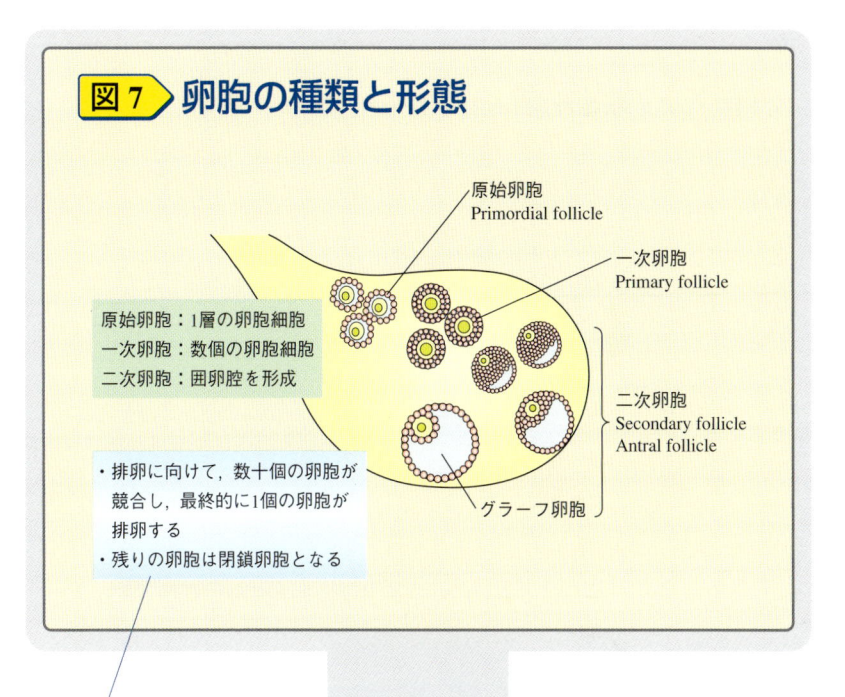

図7 卵胞の種類と形態

原始卵胞 Primordial follicle
一次卵胞 Primary follicle
二次卵胞 Secondary follicle / Antral follicle
グラーフ卵胞

原始卵胞：1層の卵胞細胞
一次卵胞：数個の卵胞細胞
二次卵胞：囲卵腔を形成

・排卵に向けて，数十個の卵胞が競合し，最終的に1個の卵胞が排卵する
・残りの卵胞は閉鎖卵胞となる

卵巣には，原始卵胞，一次卵胞，二次卵胞の3種類の卵胞が存在する．

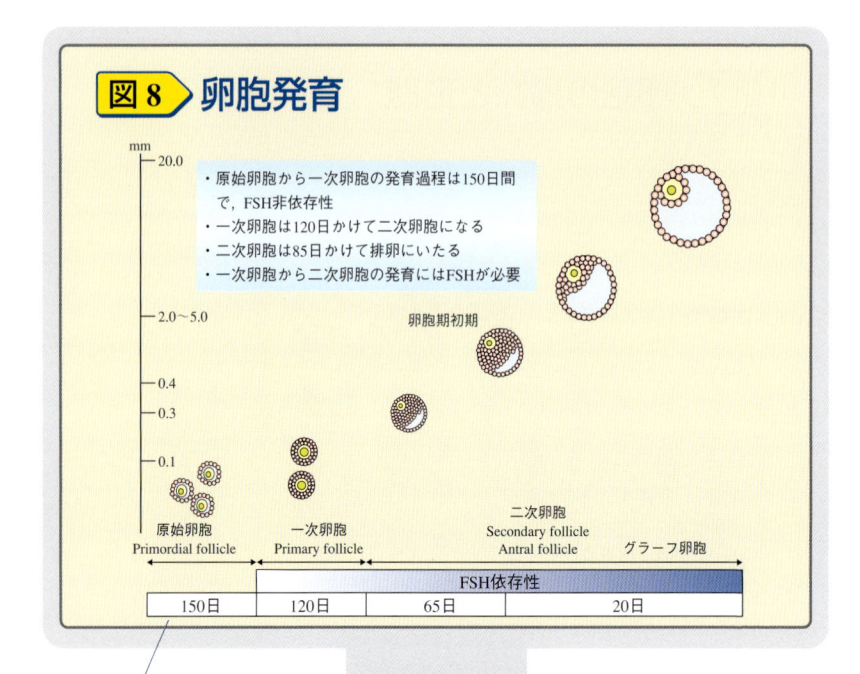

第1章 成人女性の月経周期のしくみ

図8　卵胞発育

- 原始卵胞から一次卵胞の発育過程は150日間で，FSH非依存性
- 一次卵胞は120日かけて二次卵胞になる
- 二次卵胞は85日かけて排卵にいたる
- 一次卵胞から二次卵胞の発育にはFSHが必要

原始卵胞 Primordial follicle	一次卵胞 Primary follicle	二次卵胞 Secondary follicle Antral follicle	グラーフ卵胞
150日	120日	65日	20日

FSH依存性（120日以降）

卵胞期初期

サイズ: 0.1 mm → 0.3 → 0.4 → 2.0〜5.0 → 20.0 mm

原始卵胞から一次卵胞への発育はFSH非依存性に，一次卵胞から二次卵胞への発育はFSH依存性である．

3）月経周期のメカニズム 17

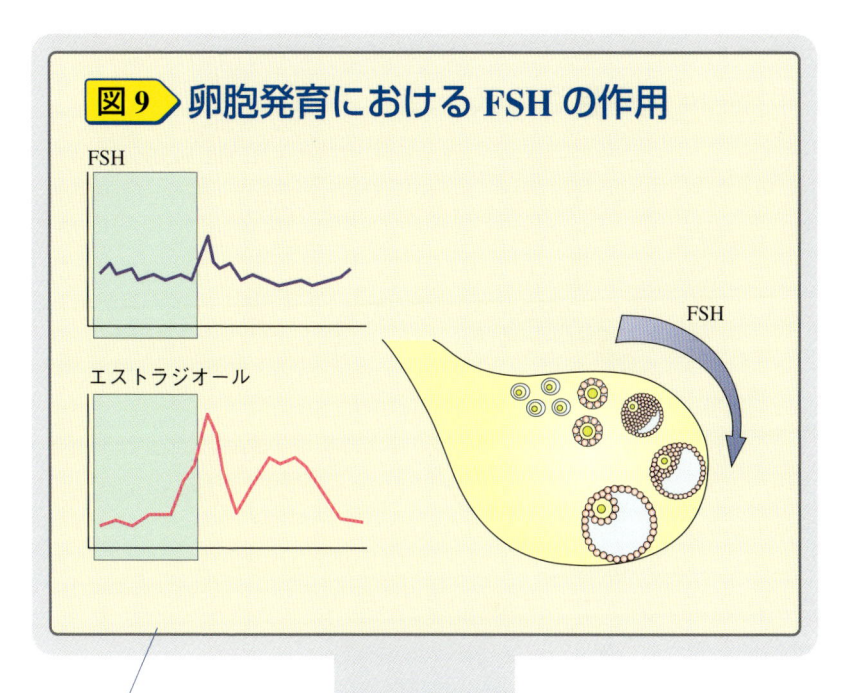

図9 卵胞発育における FSH の作用

FSH

エストラジオール

FSH

卵胞期には，FSHの増加により卵胞発育が起こり，卵胞の顆粒膜細胞でエストロゲンが分泌される．

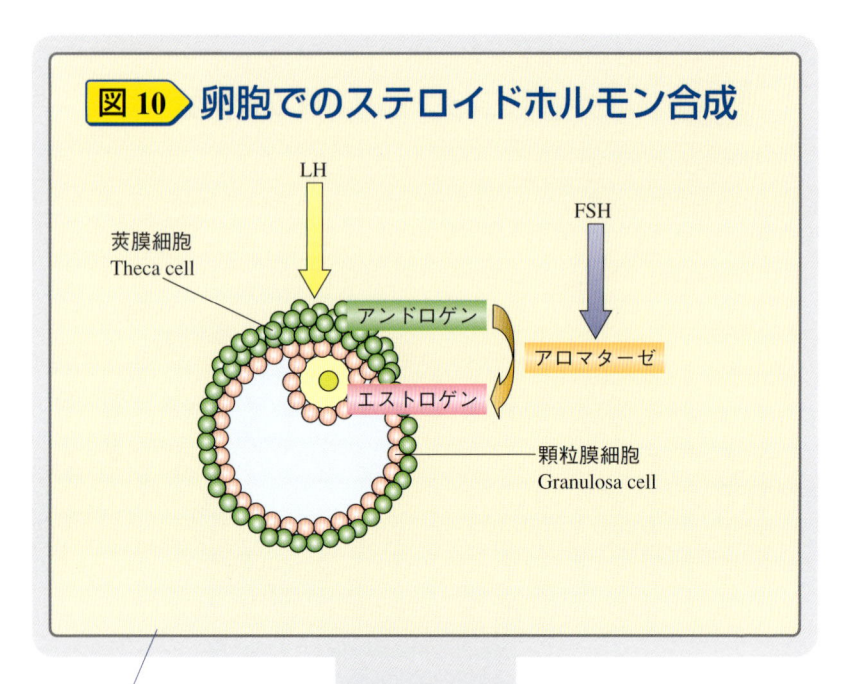

図10 卵胞でのステロイドホルモン合成

莢膜細胞
Theca cell

LH

アンドロゲン

アロマターゼ

FSH

エストロゲン

顆粒膜細胞
Granulosa cell

卵胞の莢膜細胞ではコレステロールを基質にしてアンドロゲンを産生し，アンドロゲンは顆粒膜細胞でアロマターゼの作用によりエストロゲンに芳香化される．

素によりエストロン，エストラジオール，エストリールに転換される．アンドロステンジオン→エストロンの転換は主に卵巣間質や脂肪組織，テストステロン→エストラジオールの転換は卵巣，DHEA-S →エストリールの転換は胎盤で行われる 図11 ．

❺排卵

主席卵胞から分泌されるエストラジオールは上昇を続け，200 〜 400pg/m*l* に達した時点でポジティブフィードバックによる LH サージが起こる．エストラジオールのピークは排卵の 24 時間前に起こり，LH サージのピークの 8 〜 12 時間後に排卵が起こる 図12 ．

❻黄体形成と維持

排卵後の顆粒膜細胞は黄体細胞に変化する．黄体細胞ではプロゲステロンとエストラジオールが産生される．プロゲステロンの産生には LH が必要である 図13 ．

❼子宮内膜の変化

子宮内膜は基底層と機能層からなり，さらに，機能層は子宮内腔側から緻密層，海綿層に分けられ，月経により剥脱する．子宮内膜は内膜腺と間質から構成され，それぞれ卵巣から分泌されるステロイドホルモンの影響で変化する．増殖期には，エストロゲンの作用により，内膜腺はまず直線状に発育し，後期になるにしたがい迂曲し，内膜は次第に厚くなる．組織学的な変化として，内膜腺は増殖するにつれて偽重層を呈し，腺細胞には mitosis が認められる．増殖期中期の間質には軽い浮腫が認められる．増殖期後期から排卵期にかけて，内膜腺には核化空胞がみられる．分泌期には，プロゲステロンの作用による間

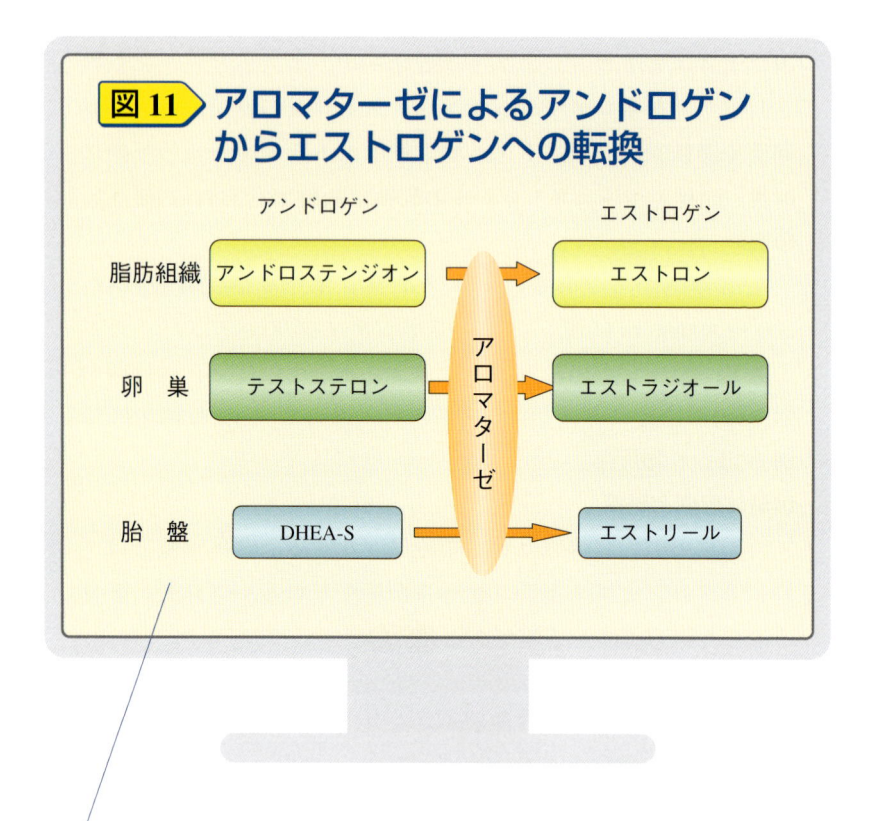

図11 アロマターゼによるアンドロゲンからエストロゲンへの転換

	アンドロゲン		エストロゲン
脂肪組織	アンドロステンジオン	→	エストロン
卵巣	テストステロン	→	エストラジオール
胎盤	DHEA-S	→	エストリール

（中央：アロマターゼ）

アロマターゼにより，3種類のアンドロゲンは3つのエストロゲンに転換される．

3）月経周期のメカニズム ㉑

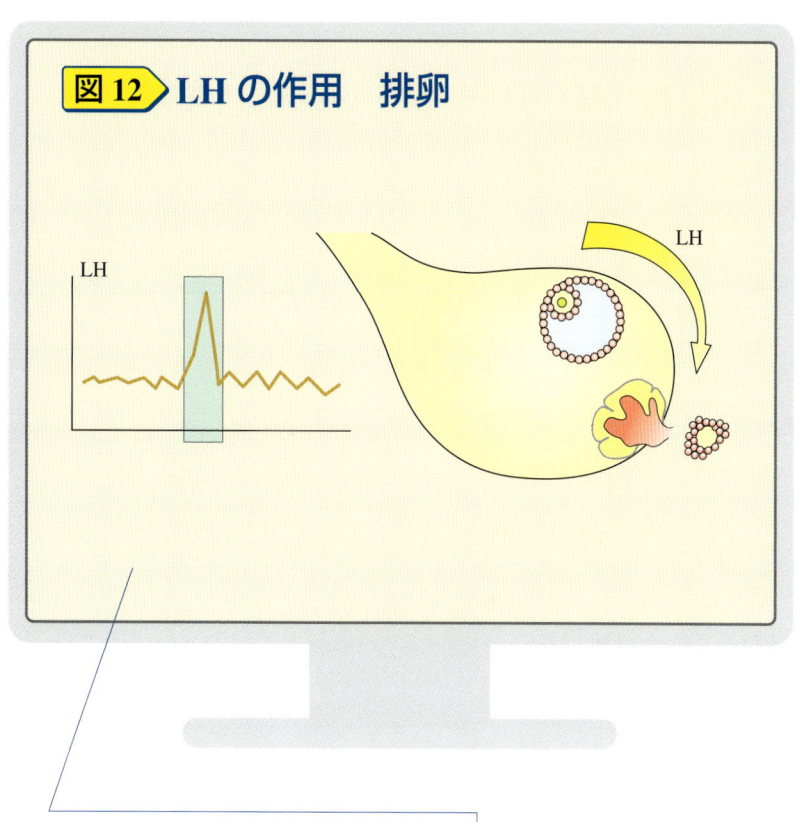

図12 LH の作用　排卵

LH サージにより，卵胞が破裂して排卵が起こる．

図13 LHの作用　黄体の発育・維持

LH

プロゲステロン

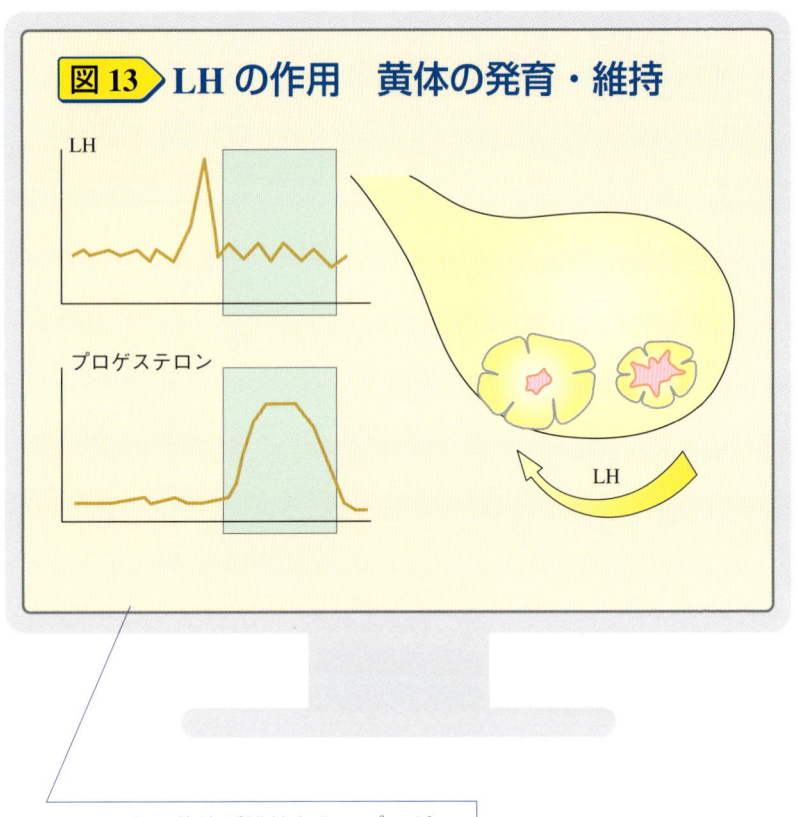

LH

LHにより黄体が維持され，プロゲステロンを分泌する．

質の変化が中心となる．内膜腺の迂曲はいよいよ著明となり，腺腔にはグリコーゲンが分泌され，内膜腺には核上空胞が認められる．間質では，浮腫と脱落膜変化および螺旋動脈の増勢が観察され，これらは分泌中期に顕著となる．黄体の退縮によるステロイドホルモンの低下により，螺旋動脈が収縮し，子宮内膜が剥脱して月経が起こる 図14 ．

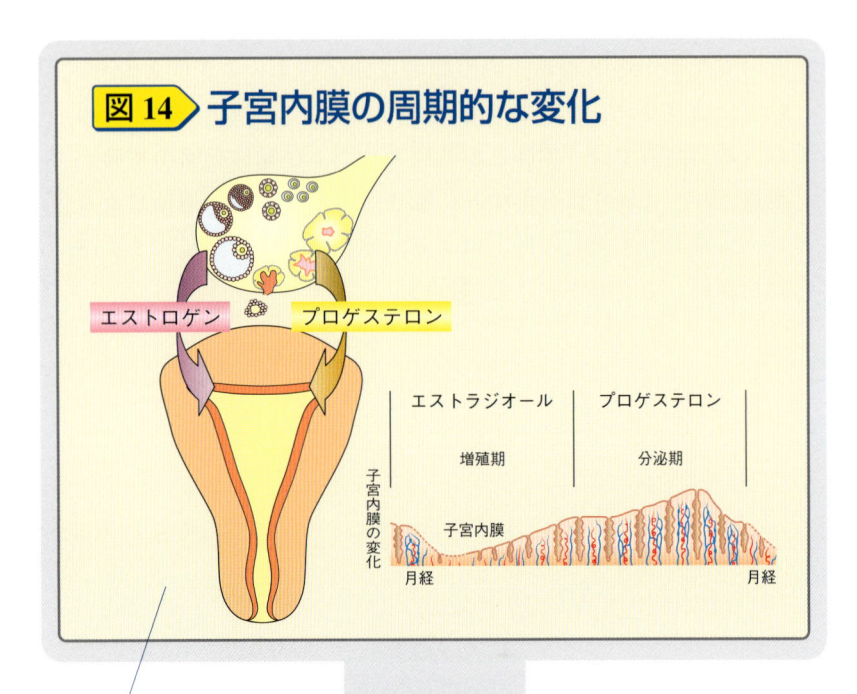

24　第1章　成人女性の月経周期のしくみ

図14　子宮内膜の周期的な変化

エストロゲン　プロゲステロン

エストラジオール｜プロゲステロン
増殖期｜分泌期

子宮内膜の変化

子宮内膜

月経　　　　　　　　　　月経

発育卵胞から分泌されるエストロゲンにより子宮内膜は増殖し，排卵後の黄体から分泌されるプロゲステロンにより分泌期像を呈する．

memo 2　関連疾患の検査と合併症の予防

a.骨量の測定
　卵巣からのエストロゲン分泌低下が長期間持続すると，骨量の低下が起こる．女性のpeak bone massは18歳前後に形成されるが，この期間の低エストロゲン環境によりpeak bone massの形成が妨げられると，骨粗鬆症のハイリスク群となる．このため，第2度無月経の症例にはDXAによる骨量測定を行い，骨量が低ければ定期的に再検する．排卵周期の回復やホルモン補充療法によっても改善が認められなければ，骨粗鬆症に準じた薬物療法を行う．

b.子宮体癌のスクリーニング
　PCOSや第2度無月経に対するクロミフェン療法中などに，発育卵胞ができても排卵せず無排卵状態が長く続くと，増殖期内膜が持続し子宮体癌のリスクが高まる（特にPCOSは若年性体癌の発症率が高いとされている）．経腟超音波検査で子宮内膜の厚さとパターンを観察するだけでなく，必要に応じて積極的に子宮内膜細胞診を採取する（性交渉の経験がない女性の場合は，慎重に対応する）．
　卵胞発育があっても排卵が起こらない症例に対しては，プロゲスチンの投与を定期的に行って，消退出血を起こさせる．

evidence 1
　EPT（estrogen／progestogen therapy）は，子宮内膜増殖症や子宮内膜癌のリスクを上昇させない（「ホルモン補充療法ガイドライン2012」より抜粋）

c.乳癌のスクリーニング
　第2度無月経やPOFでホルモン補充療法を長期間行っている患者に対しては，1年ごとに乳癌のスクリーニング検査を行うとともに，乳癌の自己検診を指導している．

evidence 2
　5年未満のホルモン療法施行例では乳癌のリスクは上昇しないとされているが，「ホルモン補充療法ガイドライン2012」では年1回の乳癌スクリーニング検査を推奨している．

2 内分泌機能の評価法

　月経異常における内分泌機能の評価には，基礎体温が有用である．さらに，経腟超音波断層法や血中ホルモンの測定によって，詳細で客観的な内分泌機能の評価が可能となる．

1 基礎体温

　基礎体温は，最も簡単な排卵の評価法であり，患者自身にも治療効果が理解できる．基礎体温を測定することによって患者の自覚を深め，治療への意欲を高める効果も期待できるので可能な限り測定させる．

❶基礎体温とは

　基礎体温とは，朝目覚めたときの起床前の舌下で測定した体温であり，1日のうち最も低い．排卵後の黄体から分泌されるプロゲステロンが視床下部の体温調節中枢に作用し，体温が上昇する．プロゲステロン値が 2.5ng/m*l* 以上で体温が上昇する．高温相の定義は低温相より 0.3℃以上の体温の上昇が 7 日間以上継続することである．

❷体温計

　基礎体温は 0.01℃刻みの婦人体温計で，覚醒後，起床前に舌下で検温する．起床前の体温であればよいのであって，必ずしも同一時刻に測定する必要はない．婦人体温計には水銀計とデジタル計があるが，水銀計は環境への配慮から生産が中止される方向にある．検温後，時間経過とともに体温は上昇し，約 5 分でプラトーに達する（平衡温度）．デジタル計は，内部のマイコンが 1～3 分間温度上昇パターンから平衡温度を予測するため，検温時間が短い．これまでは検温時間が 30 秒のデジタル

計が主流であったが，現在では内部センサーおよび平衡予測式の精度を向上させた10〜20秒検温のデジタル計が市販されている．これらの体温計には過去の検温データを記憶できる機能が付いている 図15 ．

❸評価

　高温相の持続が7〜10日間未満の場合には，黄体機能不全と診断される．基礎体温表には36.7℃に境界線が描かれているが，体温には個人差があり，高温相を36.7℃以上とするのは誤りである．低温相より0.3℃以上高ければ高温相と診断してよい．また，基礎体温が一相性であっても3.4％に排卵が認められるという．

　排卵日の基礎体温のパラメーターとして用いられるのは，最低体温日，体温陥落日，低温相最終日，高温相初日などである．これら4つのパラメーターは，排卵日を中心に2〜3日の分布を示すが，その分布率には差を認めない 図16 ．

図15 データ記憶式の基礎体温計

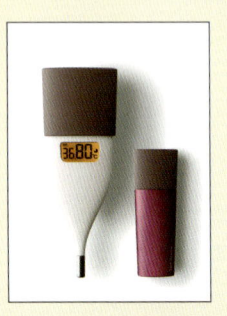

婦人用電子体温計 MC-642L
（オープン価格）　オムロンヘルスケア
40日分メモリ機能（表示は前回値のみ）

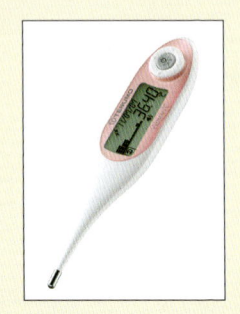

WOMAN°C W520DZ
（税込価格7,500円）　テルモ
480日分メモリ機能

基礎体温計の主流は検温時間の短い平衡予測式のデジタル計であり，データ記憶式のタイプが有用である．

図16 基礎体温について

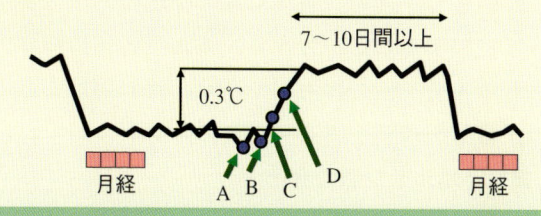

7〜10日間以上

0.3℃

月経　A B C D　月経

- 起床時の口腔内の体温（1日のうち最も低い体温）
- プロゲステロンが視床下部の体温調節中枢に作用して体温が上昇
- プロゲステロンが2.5 ng/ml以上で体温が上昇する
- 高温相は低温相より0.3℃以上高い
- 高温相は10日間以上持続
- 排卵日は最低体温日（A），nadir（B），低温相最終日（C），高温相初日（D）のいずれかで，一定していない

基礎体温の見方と排卵日の診断法．

2 ホルモン検査

　月経周期により，下垂体−卵巣系のホルモンはダイナミックに変動する．卵胞発育−排卵−黄体形成の一連の動きはホルモン検査によって把握することができる．また，各種排卵障害の診断のためにもホルモン検査は有用であり，月経周期ごとの各種ホルモンの正常値を理解する必要がある．

❶月経周期におけるホルモン値の変化

　正常な月経周期における下垂体−卵巣系の4つのホルモンの分泌パターンを 図17 に示した．FSHは卵胞期初期に高く，排卵に向かって減少するが，排卵期のLHサージに一致して小さなピークを形成する．LHは卵胞期と黄体期には低く，排卵期にLHサージとよばれる鋭いピークが認められる．エストロゲンは排卵期まで漸増し，排卵後一時的に低下し，黄体中期に2つ目のピークを形成する．プロゲステロンは排卵後上昇し，黄体中期にピークとなり，月経に向けて減少する．

図17 ｜ 月経周期におけるホルモン分泌

LH — 排卵直前に大きなLHサージ

エストラジオール — 2峰性（2こぶラクダ）

FSH — 卵胞期に高い排卵前のサージ

プロゲステロン — 基礎体温と同じ形

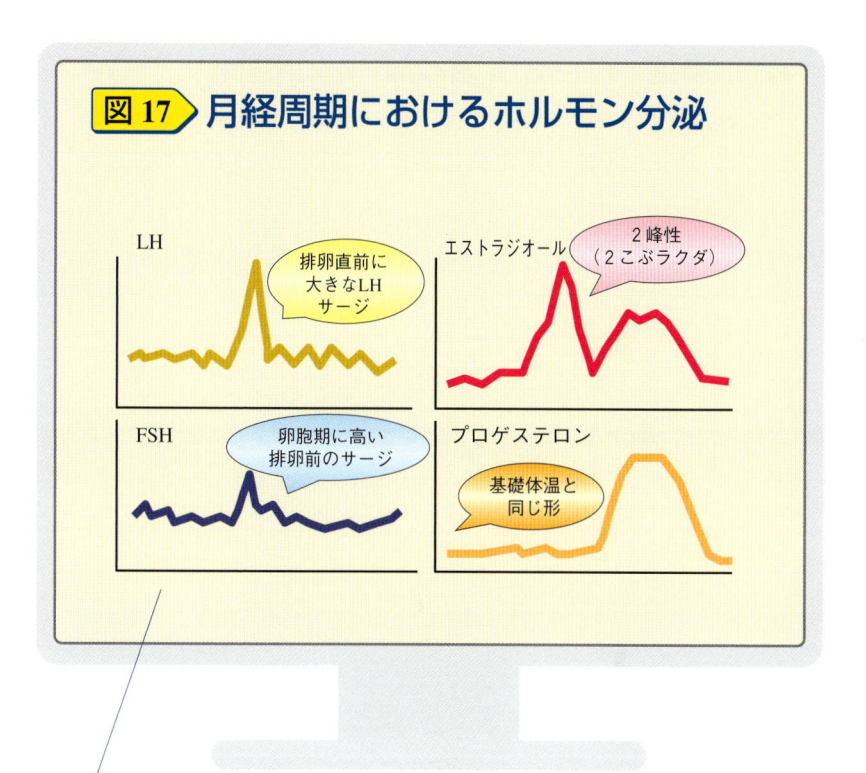

下垂体と卵巣から分泌されるホルモンの分泌パターンとその特徴．

❷各排卵障害における新しい基準（SRL資料より引用）

これまで使用されてきた排卵障害の診断のための基準値を新法であるCLEIA法の測定値に換算すると，それぞれの基準値は 表2 のようになる．

> **memo 3** AMH（anti-Müllerian hormone，抗ミュラー管ホルモン）
>
> 女性において原始卵胞から発育する前胞状卵胞から産生され，加齢に伴い下降傾向を示すホルモンです．近年，生殖医療領域では卵巣予備能の指標として注目されています．
>
> 年齢別の平均値を基準として評価されますが，不妊治療における治療方針の選択に際してもよい指標となります．現在のところ保険収載はありません．

表2 内分泌疾患の新しい基準値

疾患名		基準値（旧法）	基準値（新法）
PCOS	LH LH/FSH 比	＞10 mIU/ml ＞1.0	≧7 mIU/ml ≧1.0
POF	FSH E$_2$	＞40 mIU/ml	≧30 mIU/ml ≦10～30 pg/ml
高プロラクチン血症	PRL	＞15 ng/ml	＞30 ng/ml*

＊アーキテクトPRLの場合
（スパック-Sでは＞15 mg/ml）

内分泌疾患の基準値は新旧の方法で大きく異なるので，注意が必要である．

3 ホルモン負荷試験

　婦人科における内分泌機能評価のために，GnRH test と TRH test の 2 種類の負荷試験が行われてきた．負荷試験の方法と測定間隔を 表3 に示した．GnRH test は中枢性無月経や多嚢胞性卵巣症候群の診断に有用とされてきたが，GnRH 負荷後の明確な正常値が定義されておらず，また，以前（20 年以上前）は測定困難であった血中エストロゲン値の測定が可能となっていることから，GnRH test の意義は薄れてきている．プロラクチンには日内変動があり，夜間に高値となる．排卵障害や不妊症のなかで夜間高プロラクチン血症が認められる場合があり，これを予測するために TRH test が盛んに行われてきたが，現在では潜在性高プロラクチン血症の意義自体が重要視されなくなっており，次第に施行される頻度が少なくなっている．排卵障害の診断のほとんどは，ホルモンの基礎値のみで行え，これら負荷試験の必要性はほとんどないものと思われる．

表3 ホルモン負荷試験

- GnRH負荷試験（GnRH 100μgを静注）
  GnRH負荷に対するLH，FSHの反応性を評価
  LH，FSHのピークは30分後
- TRH負荷試験（TRH 250μgを静注）
  TRH負荷に対するPRLの反応性を評価
  夜間高プロラクチン血症の診断に代用
  PRLのピークは15分後
- GnRHとTRHを生理食塩水10 mlに混和して静注
  負荷前，負荷後30分値のLH, FSH, PRLを測定

婦人科領域のホルモン負荷試験には，GnRHを負荷してLH，FSHを測定するものと，TRHを負荷してPRLを測定する2種類の方法があるが，同時に施行されることが多い．

4 経腟超音波検査の基本操作

❶経腟超音波検査の走査手順 図18

　卵巣と子宮内膜は月経周期とともにダイナミックに変化する．経腟超音波検査によって，これらの変化をリアルタイムに把握することができる．超音波プローブを腟内に挿入することによって，後腟円蓋を通して子宮と卵巣を間近に観察することができる．また，現在の経腟プローブの形状は丸く小さいので，直腸からの内性器の観察も容易である．

　経腟超音波検査による内性器観察のポイントを示す．プローブを腟内に挿入したら，まず子宮を描出し，矢状断で子宮頸部から体部までの子宮内膜像が得られる断面を描出する．この断面で子宮の大きさと内膜のパターンおよび厚さを評価する．続いて，子宮後壁を滑らせるようにプローブを患者の右方向へ移動していくと，右外腸骨動静脈が描出される．同様の操作を左にも行う．卵巣は，この走査の過程で子宮後壁と外腸骨動静脈の間のどこかに描出される．卵巣の中に低輝度に見える卵胞がよいメルクマールになる．逆に，卵胞が存在しない卵巣の描出は困難である．経腟超音波で観察できる卵胞はすべて二次卵胞である．

❷子宮の大きさの評価

　内子宮口から子宮体部までの距離（長軸）とこれに直行する子宮の前面から後面までの距離（短軸）を計測する．

❸子宮内膜の周期的変化とエコーパターン 図19

内膜腺が直線状に伸長する増殖期中期では，子宮内膜におけるエコーの反射が少なく，低輝度な背景の木の葉状を示す．排卵

図18 経腟超音波検査の走査手順と観察項目

1. 子宮の矢状断面を描出
   ① 子宮内膜を観察（パターン分類）
   ② 子宮内膜の厚さを計測
   ③ 子宮断面積を計測

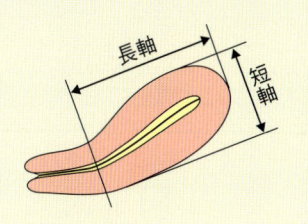

   長軸 短軸

2. 左右の卵巣を描出
   ① 卵巣の大きさを評価
   ② 卵巣の有無を確認
   ③ 主席卵胞, 黄体の有無を評価

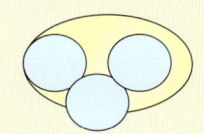

経腟超音波検査で子宮と卵巣を観察することにより, 月経周期や内分泌疾患を診断する.

図19 経腟超音波断層法による子宮内膜パターンと子宮内膜組織像

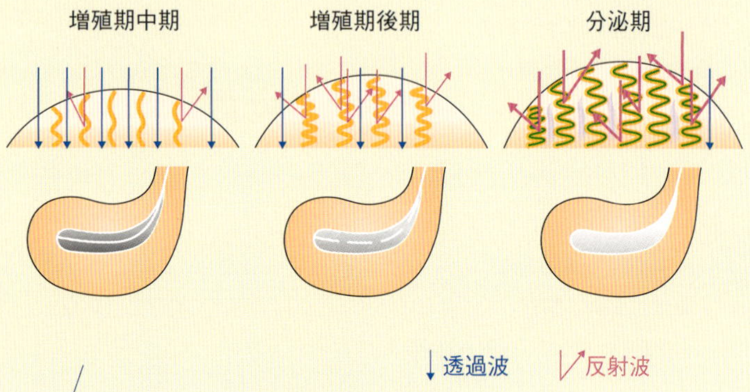

増殖期中期　増殖期後期　分泌期

↓透過波　↗反射波

子宮内膜に照射されたエコーの透過性と反射の変化により，子宮内膜像は月経周期に特有のパターンを示す．

間近の増殖期後期では，内膜腺のさらなる増殖と迂曲によって子宮内膜におけるエコーの反射が増加して高輝度となるが，子宮内腔のエコーは明瞭に観察できる．排卵後の黄体からのプロゲステロンの分泌によって，内膜腺は拡張し，内腔にはグリコーゲンが分泌され，間質には浮腫や脱落膜化が生じる．これらの変化によって，子宮内膜のエコー輝度はさらに上昇し，子宮内腔の線状エコーは次第に見えにくくなり，分泌期中期以降の内膜は塊状を呈する．

5 経腟超音波による月経周期の観察 図20-1, 20-2

❶子宮内膜像の観察

子宮内膜は，月経周期に応じて増殖期から分泌期へと変化する．経腟超音波を用いることにより，子宮内膜の組織学的な変化を特有のパターンで描出することができる．

a. 月経期

子宮内膜は剥脱している最中であり，経腟超音波では高輝度の辺縁不整な内膜像として描出される．

b. 増殖期初期

子宮内膜が完全に剥脱した直後の子宮内膜は基底層のみであり，非常に薄く，経腟超音波では正常筋層の中に線状の子宮内腔が認められる．

c. 増殖期中期

子宮内膜腺は直線状に増殖し，間質には大きな変化はない．子宮内膜は低輝度な背景の木の葉状を呈する．

d. 増殖期後期

子宮内膜腺は迂曲してさらに増殖し，内膜腺には偽重層が認められる．これらの変化により，子宮内膜は背景が高輝度な木の葉状を示す．

e. 分泌期

排卵後はプロゲステロンの影響により，分泌期中期以降の内膜は塊状を呈する．

❷卵巣

a. 月経期〜卵胞期初期

卵巣には直径4〜5mmの二次卵胞を数個認める．

b. 卵胞期中期

　直径が 6 〜 7mm に増大した数個の二次卵胞と直径 12mm 前後の主席卵胞を認める．

c. 卵胞期後期

　排卵直前の主席卵胞径は約 20mm であり，他の二次卵胞は発育を停止する．

d. 排卵期

　排卵により主席卵胞は消失または縮小し，辺縁不整となる．排卵した卵胞液が子宮後方のダグラス窩にエコーフリーとして認められることもある．

e. 黄体期

　黄体は内部の出血（黄体血腫）により，辺縁がやや不整な hyper echoic な円形の像を呈する．大きさは通常 20mm 前後だが，内部の出血により，ときに 50mm 前後に達することもある．

図20-1 経腟超音波断層法でみた月経周期 1

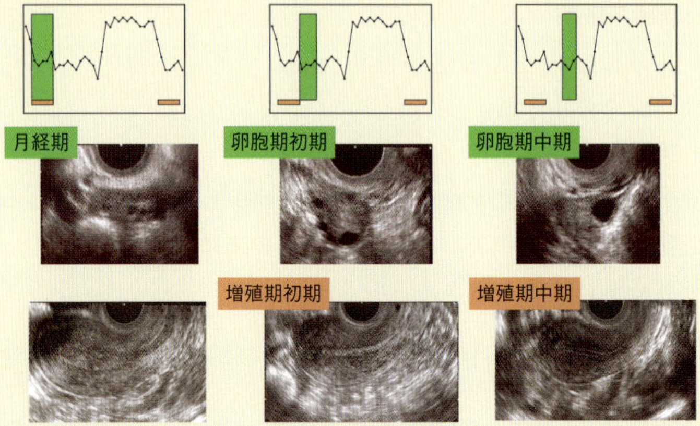

月経期 / 卵胞期初期 / 卵胞期中期

増殖期初期 / 増殖期中期

月経期・増殖期初期・増殖期中期・排卵期・分泌期初期・分泌期中期と経腟超音波検査における子宮内膜パターンは6種類に分類される．

5) 経腟超音波による月経周期の観察

図20-2 経腟超音波断層法でみた月経周期 2

排卵期 / 黄体期初期 / 黄体期中期
分泌期初期 / 分泌期中期以降

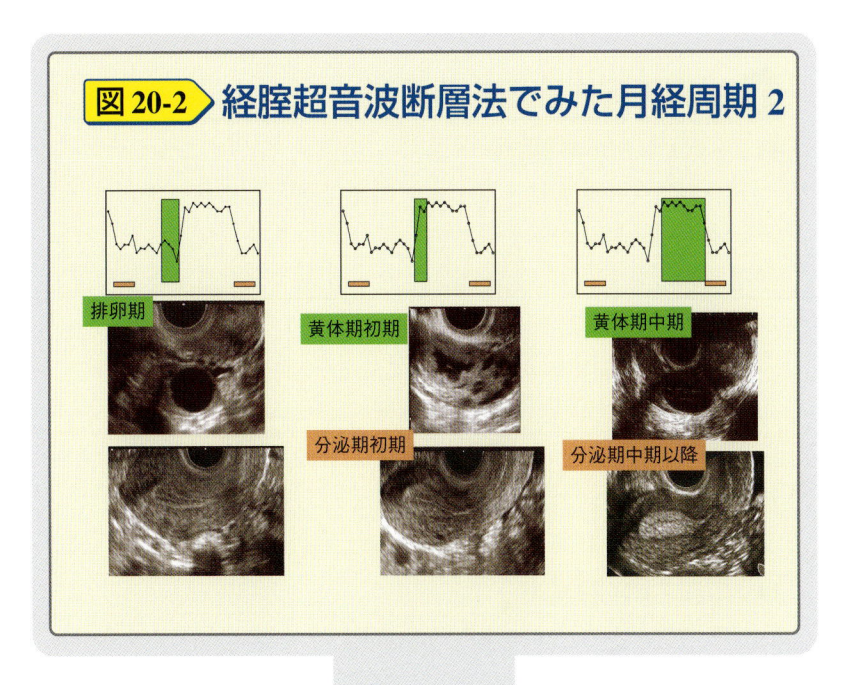

3 基本的な薬剤の種類と投与法

1 排卵障害に使用する薬剤

❶ドーパミン作動薬 図21

　ドーパミン作動薬は，リゼルグ酸を骨格としてもつ麦角アルカロイドの誘導体である．現在，高プロラクチン血症に対して使用されるドーパミン作動薬としてわが国ではブロモクリプチン（パーロデル®）とテルグリド（テルロン®），カベルゴリン（カバサール®）の3種類が販売されている．投与法は，パーロデル®とテルロン®は連日投与，カバサール®は週1回投与である．ドーパミン作動薬の最も頻度の高い副作用は，服用後の悪心・嘔吐である．眠前の服用や，食事中または食直後の服用などにより，副作用の軽減をはかることができる．

❷クロミフェン 図22

　クエン酸クロミフェン（クロミッド®）は，非ステロイド系エストロゲン剤のスチルベストールやクロロトリアニセンの誘導体であり，わが国では1968年から使用されている古い薬剤である．クロミフェン自体は弱いエストロゲン作用をもつ．クロミフェンは，視床下部のエストロゲン受容体に作用してクロミフェン受容体結合物を形成するが，この複合体は核内には移送されないため，遺伝子にはエストロゲン低下と認識される．このため，視床下部からのGnRHの分泌が高まり，下垂体からのLH，FSHの分泌が促進され，卵胞の発育が促進される．

　クロミフェンの血中半減期は約6日間と長い．クロミフェンの投与量は50～150mg/日である．クロミフェンは通常，月経周期の5日目から5日間投与されるが，排卵は服用終了後

1）排卵障害に使用する薬剤

図21 ドーパミン作動薬

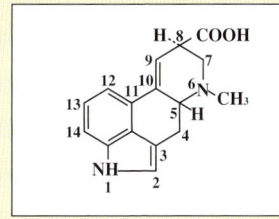

麦角アルカロイド　リゼルグ酸

テルグリド（テルロン®）

ブロモクリプチン（パーロデル®）

カベルゴリン（カバサール®）

ドーパミン作動薬は麦角アルカロイドの誘導体である．

図22 クロミフェンの作用

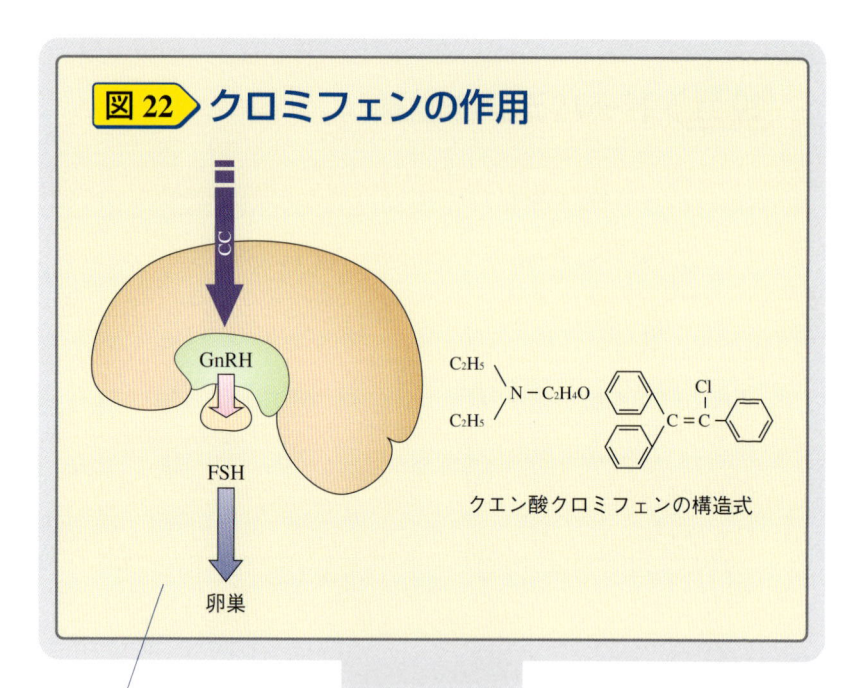

クエン酸クロミフェンの構造式

クロミフェンはジエチルスチルベストロールの誘導体で，エストロゲン受容体に結合するが核内に取り込まれないため，視床下部はエストロゲン分泌が低下したと認識してGnRHの分泌が増加する．

5〜7日後に認められる．

　クロミフェンの抗エストロゲン作用は，子宮頸管や子宮内膜にも存在するエストロゲン受容体にも及ぶため，排卵期の頸管粘液の減少や分泌期子宮内膜の菲薄化がみられたりする．

2 ホルモン製剤

月経障害の治療に用いられるホルモン剤は，エストロゲン剤，プロゲスチン剤，エストロゲン・プロゲスチン合剤（EP剤）に分類される．それぞれに経口剤と注射剤とがある．

❶エストロゲン製剤　表4

a. 経口剤

エストロゲンの経口剤には，妊馬尿から精製された結合型エストロゲンと合成エストロゲンであるメストラノールがある．これらはいずれも，小腸で吸収され，門脈を経由し，肝臓で代謝されて効果を発現する　図23．肝臓の代謝機能に個人差があるため，同一量を服用していても血中濃度にはバラつきがみられる．プレマリン®はエストロンとエストラジオールに代謝され，メストラノールはエチニルエストラジオールに代謝される．プレマリンが代謝されたエストラジオールはCLEIA法やEIA法による血中エストラジオール値として測定できるが，エチニルエストラジオールは血中エストラジオール値には反映されない．

b. 注射剤

注射剤のエストロゲン製剤は，安息香酸，吉草酸，プロピオン酸を側鎖につけたエストラジオールで，いずれも血中エストラジオール値として測定可能である．

c. 貼付剤・塗布剤

貼付剤・塗布剤は天然のエストラジオールと同等であり，血中エストラジオール値に反映される．

表4 エストロゲン製剤

●経口剤
  プレマリン®　　　　　（結合型エストロゲン）　　　　　　　　0.625 mg
  ジュリナ®　　　　　　（エストラジオール）　　　　　　　　　　0.5 mg
  エストリール®　　　　（エストリオール）　　　0.1mg, 0.5mg, 1.0 mg
  プロセキソール®　　　（エチニルエストラジオール）　　　　　0.5 mg
  ホーリン®　　　　　　（エストリオール）　　　　　　　　　　　1 mg

●注射剤
  オバホルモン・デポー®　（プロピオン酸エストラジオール）　　　　5 mg
  プロギノン・デポー®　　（吉草酸エストラジオール）　　　　　　　10 mg
  ペラニン・デポー®　　　（吉草酸エストラジオール）　　　　5 mg, 10 mg
  オバホルモン®　　　　　（安息香酸エストラジオール）　　　0.2 mg, 1 mg
  ホーリン®　　　　　　　（エストリオール）　　　　　　　　　　　10 mg
  エストリール・デポー®　（プロピオン酸エストラジオール）　　　10 mg

●貼付剤・塗布剤
  エストラダームM®　　（エストラジオール）　　　　　　　　　0.72 mg
  フェミエスト®　　　　（エストラジオール）　　　　　2.17 mg, 4.33 mg
  エストラーナ®　　　　（エストラジオール）　　　　　　　0.72 mg / 9 cm^2
  ル・エストロジェル®　（エストラジオール）　　　　　0.06% 30 g, 80 g
  ディビゲル®　　　　　（エストラジオール）　　　　　　　1 mg / 1 g /包

現在，わが国で市販されている経口剤・注射剤・貼布剤・塗布剤のエストロゲン製剤．下線の製剤は血中エストラジオール値に反映される．

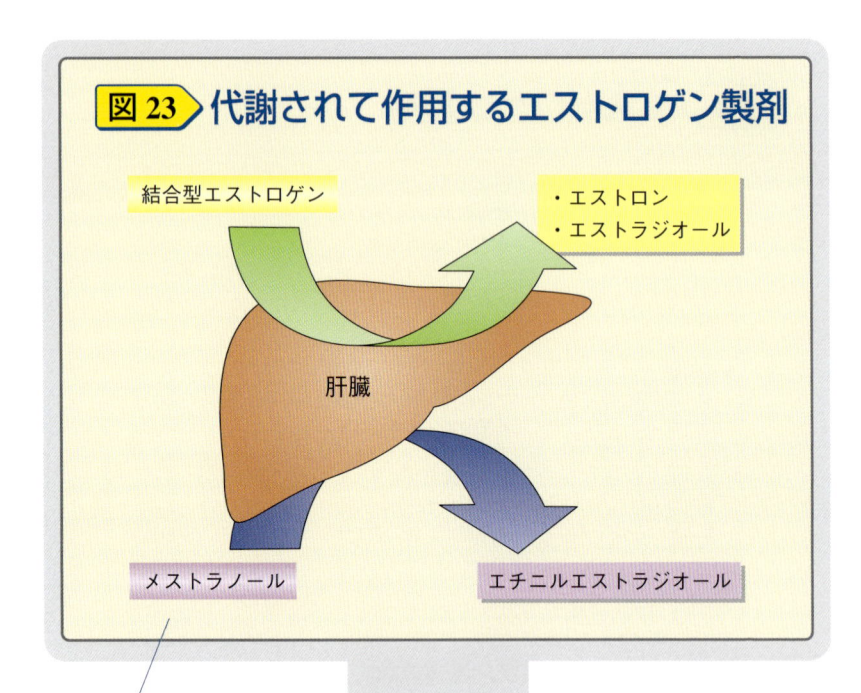

図23 代謝されて作用するエストロゲン製剤

- 結合型エストロゲン
- エストロン
- エストラジオール
- 肝臓
- メストラノール
- エチニルエストラジオール

経口エストロゲン剤は、肝臓で代謝され活性型のホルモンになってから作用する.

❷プロゲスチン製剤 表5

a. 経口剤

　天然のプロゲステロンは経口投与では失活するため，経口剤はすべて合成プロゲスチン製剤である．これらのプロゲスチン製剤はいずれも，血中プロゲステロン値には反映されない．

b. 注射剤

　注射剤には天然型のプロゲステロン剤とカプロン酸ヒドロキシプロゲステロンのデポ剤がある．天然型のプロゲステロンは肝臓で速やかに代謝されるため作用時間が短いが，血中プロゲステロン値として測定可能である．一方，デポ剤は肝臓での代謝速度が遅く徐放性であり，血中濃度が約10日間維持されるが，血中プロゲステロン値には反映されない（17αヒドロキシプロゲステロンとしては測定できる）．

c. プロゲスチン製剤の生理作用 表6

　プロゲスチンには，①子宮内膜を分泌期に誘導する，②体温を上昇させる，③排卵を抑制する，④男性ホルモン作用，の4つの作用がある．各種プロゲスチン製剤により，これらの生理作用の活性が異なる．経口プロゲスチン製剤のなかで，日常臨床で汎用されているジドロゲステロン（デュファストン®）には，体温上昇作用，排卵抑制作用，アンドロゲン作用がなく，子宮内膜作用のみであることを銘記すべきである．

❸ EP剤 表7

a. 経口剤

　従来型のピルは機能性子宮出血や月経困難症などに保険適

表5 プロゲスチン製剤

● 経口剤
プロベラ®, ヒスロン®	（酢酸メドロキシP）	2.5 mg
デュファストン®	（ジドロデステロン）	5 mg
ルトラール®	（酢酸クロルマジノン）	2 mg
ノアルテン®	（ノルエチステロン）	5 mg

● 注射剤
<u>ルテウム®</u>	（プロゲステロン）	25 mg
<u>プロゲホルモン®</u>	（プロゲステロン）	10 mg, 25 mg
オオホルミンルテウムデポー®	（カプロン酸ヒドロキシP）	125 mg
プロゲデポー®	（カプロン酸ヒドロキシP）	65 mg, 125 mg

P:プロゲステロン

現在，わが国で市販されている経口剤・注射剤プロゲスチン製剤．下線の製剤は血中プロゲステロン値に反映される．

表5 補足

子宮内膜症治療薬

＊ディナゲスト®（ジエノゲスト）1mg

選択的プロゲステロン受容体アゴニストであり，子宮内膜症治療薬(保険適用)．

表6 プロゲスチン製剤の生理作用

	内膜作用	体温上昇作用	排卵抑制作用	男性ホルモン作用
プロゲステロン （ルテウム®）	○	○	○	△
酢酸メドロキシプロゲステロン （プロベラ®，ヒスロン®）	○	○	○	△
ジドロゲステロン （デュファストン®）	◎	×	×	×

プロゲスチン製剤の生理作用には，内膜作用・体温上昇作用・排卵抑制作用・男性ホルモン作用があり，製剤ごとにそれぞれの活性が異なる．

表7 エストロゲン・プロゲスチン合剤

- ●経口剤
  - 中等量
    - ソフィアA®　　　メストラノール:0.05 mg　　　ノルエチステロン:1.0 mg
    - ソフィアC®　　　メストラノール:0.10 mg　　　ノルエチステロン:2.0 mg
    - プラノバール®　　EE:0.05 mg　　　　　　　　　ノルゲストレル:0.5 mg
    - ルテジオン　　　　メストラノール:0.05 mg　　　酢酸クロルマジノン:2.0 mg
  - 低用量（経口避妊薬として）
    - ルナベル　　　　　EE:0.035 mg　　　　ノルエチステロン:1.0 mg
      (子宮内膜症, 月経困難症に保険適用あり)
    - オーソ®M-21　　　EE:0.035 mg　　　　ノルエチステロン:1.0 mg
    - オーソ®777-21　　EE:0.035 mg　　　　ノルエチステロン:0.5 mg - 0.75 mg - 1.0 mg
    - マーベロン®21/28　EE:0.03 mg　　　　 デソゲストレル:0.15 mg
    - シンフェーズ®T28　EE:0.035 mg　　　　ノルエチステロン:0.5 mg - 1.0 mg - 0.5 mg
    - トリキュラー®21/28 EE:0.03 mg・0.04 mg・0.03 mg　レボノルゲストレル:0.05 mg・0.075 mg・0.125 mg
    - アンジュ®21/28　　EE:0.03 mg・0.04 mg・0.03 mg　レボノルゲストレル:0.05 mg・0.075 mg・0.125 mg

- ●注射剤
  - EPホルモン®, ルテス®　　安息香酸エストラジオール:1 mg　　　プロゲステロン:10 mg
  - EPホルモンデポー®　　　プロピオン酸エストラジオール:1 mg　カプロン酸ヒドロキシプロゲステロン:50 mg
  - ルテスデポー®　　　　　安息香酸エストラジオール:10 mg　　カプロン酸ヒドロキシプロゲステロン:125 mg

EE:エチニールエストラジオール

現在，わが国で市販されている経口剤・注射剤のエストロゲン・プロゲスチン合剤．

表7 補足

子宮内膜症治療薬

＊低用量ピル

　　ルナベル®　　EE：0.035mg　　ノルエチステロン：1.0mg

　（月経困難症に保険適用あり）

＊超低用量ピル

　　ヤーズ®　　EE：0.02mg　　ドロスピレノン：3mg

　（月経困難症に保険適用）

更年期に対するホルモン補充療法として

- 経口剤

　　ウェールナラ®　エストラジオール：1mg　レボノルゲストレル：0.04mg

- 貼付剤

　　メノエイド®　　エストラジオール：0.62mg/9cm^2　ノルエチステロン：2.70mg/9cm^2

用があり，エストロゲンとしてメストラノールや0.05mgのエチニルエストラジオールを含有している．低用量ピルは保険適用がないが，エチニルエストラジオールの含有量が0.05mg未満である．

b. 注射剤

合成エストロゲンとプロゲスチンの合剤の注射剤が4種類市販されている．いずれも用量が1mlと少なく，それぞれの製剤を混注するのに比べ，筋注時の疼痛が少ない．

3 ホルモン補充療法

排卵障害の治療法には，排卵の再開を目的とする以外に，本来卵巣から分泌されるホルモンを補充し，月経周期を回復させる方法とがある．ホルモン補充療法には3種類の方法があり，それぞれ開発者の名が冠せられている．

❶カウフマン（Kaufmann）療法 図24

卵胞期にはエストロゲン，黄体期にはエストロゲンとプロゲステロンが分泌される生理的な状態にシュミレートするホルモン療法である．経口剤を用いる方法と注射剤を用いる方法とがある．

経口剤として用いられるエストロゲン製剤は，結合型エストロゲン（プレマリン® 等）が主体であり，プロゲステロン製剤は酢酸メドロキシプロゲステロン（プロベラ® 等），EP剤としては従来型のピル（プラノバール® 等）が用いられる．カウフマン療法は消退出血の5日目から服用を開始する方法と，ピルのように日曜日から服用を開始する方法とがある．プレマリン® 1.25mg/日を日曜日から14日間服用し，3週目の日曜日からプレマリン® 1.25mg/日とプロベラ® 5mg/日を7日間投与し，7日間休薬して服用させる方法は，飲み忘れが少なく，コンプライアンスが高い．この方法では，消退出血は，休薬期間中に起こる．また，プレマリン® 1.25mg/日を10日間服用後，中用量ピルを10〜15日間服用させる方法もある．

注射剤で行うカウフマン療法の1例は，消退出血後10日目にオバホルモンデポー® 10mg筋注，20日目にオバホルモンデポー® 10mgとオオホルミンルテウムデポー® 125mgを筋注する．

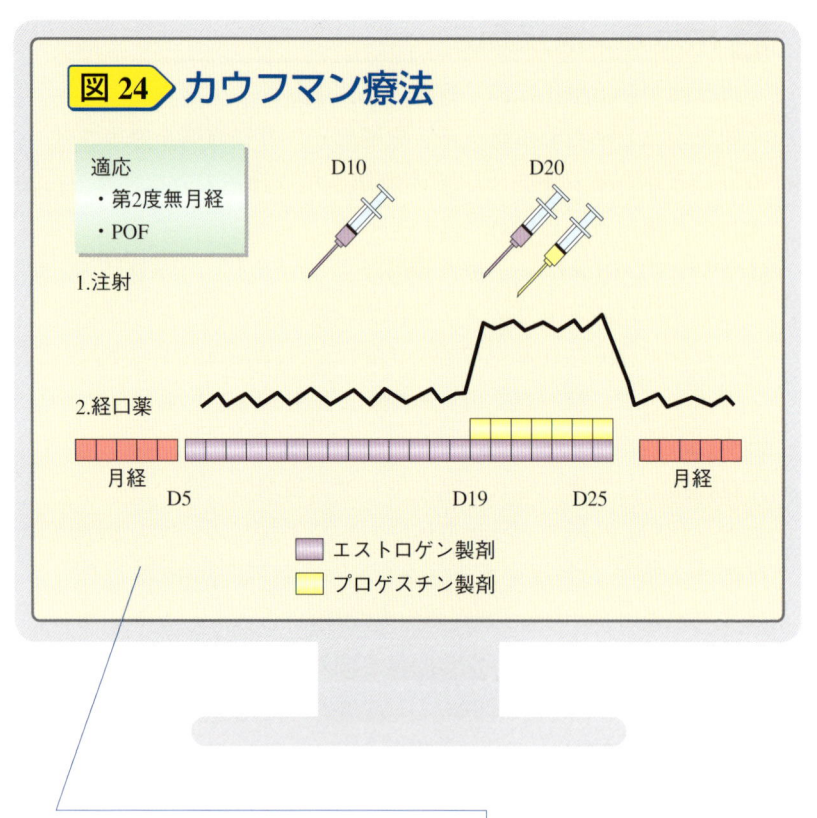

図24 カウフマン療法

適応
- 第2度無月経
- POF

1. 注射 — D10, D20

2. 経口薬

月経 — D5 ～ D19 ～ D25 — 月経

■ エストロゲン製剤
■ プロゲスチン製剤

> カウフマン療法は，経口剤で行う方法と注射で行う場合とがある．いずれもエストロゲン製剤で増殖期をエストロゲン・プロゲスチン合剤で分泌期に誘導する．

E剤とEP剤の間隔を10日間以上あけると，EP剤投与前に消退出血が起こる場合があるので，注意が必要である．

剤形による血中濃度の違いを 図25 に示す．プレマリン®1.25mg/日の服用ではエストラジオールの血中濃度は50〜100pg/m*l* であるが，オバホルモンデポー®10mgの筋注後1〜3日後にはエストラジオールの血中濃度は1,000pg/m*l* に達する．エストロゲンの血中濃度は経口剤では高さの低い長方形を示すのに対し，注射剤では高いピークを有する三角形型を示す．経口剤と注射剤によるエストロゲンの血行動態の違いを念頭におき，目的に応じた投与法を選択すべきである．

❷ピンカス(Pincus)療法 図26

EP剤を持続的に服用させる方法で，通常月経周期の5日目からピルを21日間服用させる．ピルの服用方法とまったく同じである．中用量または低用量の一相性ピルを用いる．

❸ホルムストローム(Holmstrom)療法 図27

卵胞からある程度エストロゲンが分泌される第1度無月経や多嚢胞性卵巣症候群に用いられるホルモン療法で，消退出血の10〜15日目からプロゲスチン製剤を10〜14日間投与する．プロゲスチン製剤は，プロベラ®5〜20mg/日またはデュファストン®10〜15mg/日が一般的である．

図25　剤形の違いによる血中ホルモン動態

エストラジオール (pg/m*l*)

オバホルモンデポー® 10 mg

プレマリン® 1.25 mg/日

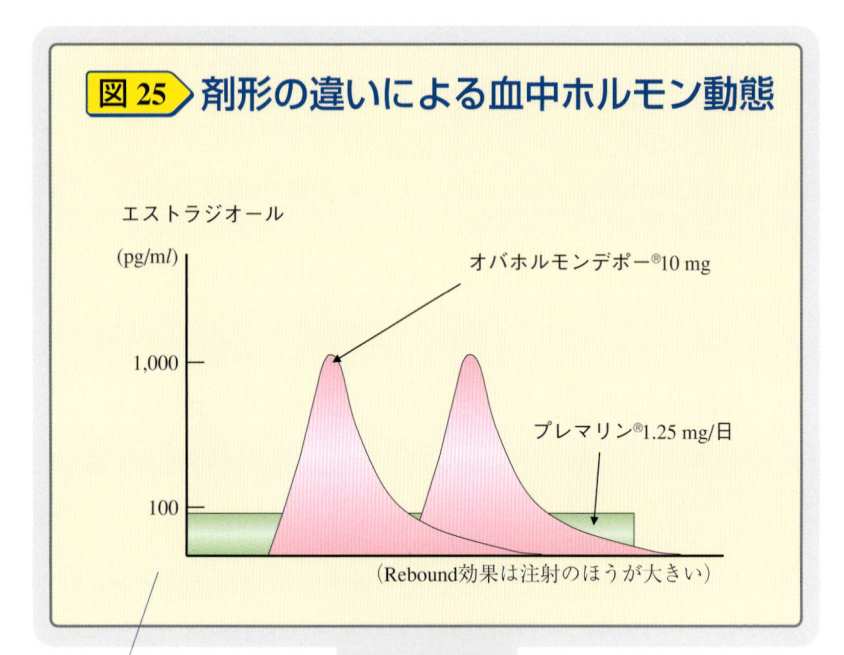

(Rebound効果は注射のほうが大きい)

> プレマリン® 1.25mg/日では，血中エストラジオールは100pg/m*l*前後を推移するが，オバホルモンデポー® 10mgの筋注では，投与翌日には1,000pg/m*l*前後に達する．

3）ホルモン補充療法

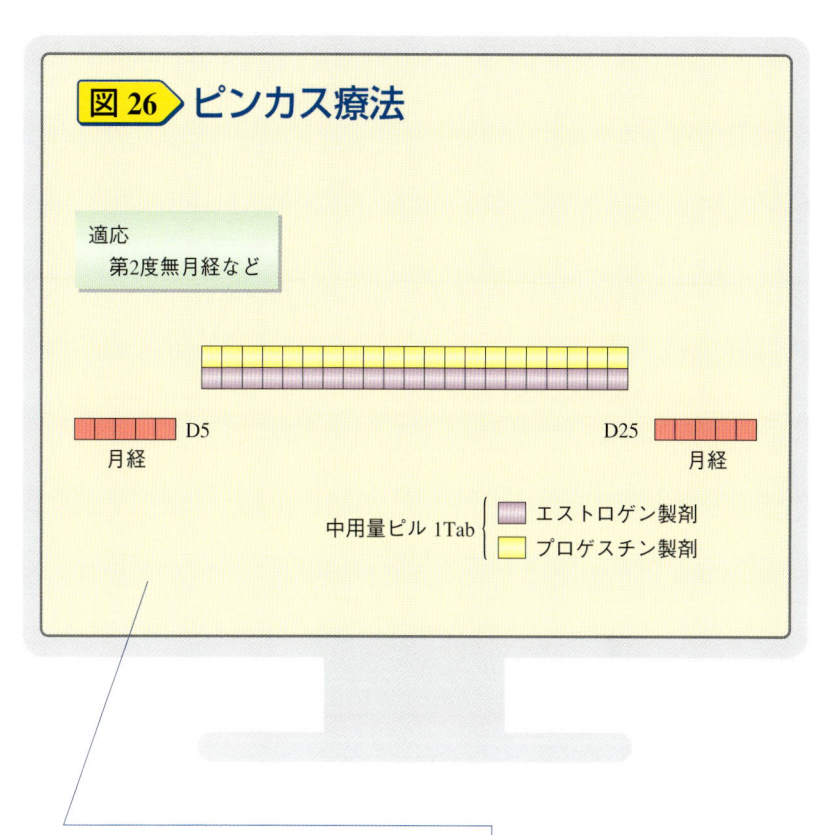

図26 ピンカス療法

適応
第2度無月経など

D5　　　　　　　　　　　　　　D25
月経　　　　　　　　　　　　　　月経

中用量ピル 1Tab ｛ エストロゲン製剤 / プロゲスチン製剤 ｝

ピンカス療法では，中用量もしくは低用量のピルを月経周期の5日目から21日間投与する．

第3章 基本的な薬剤の種類と投与法

図27 ホルムストローム療法

適応
- 第1度無月経
- PCOS

月経　D15　D24　月経

☐ プロゲスチン製剤

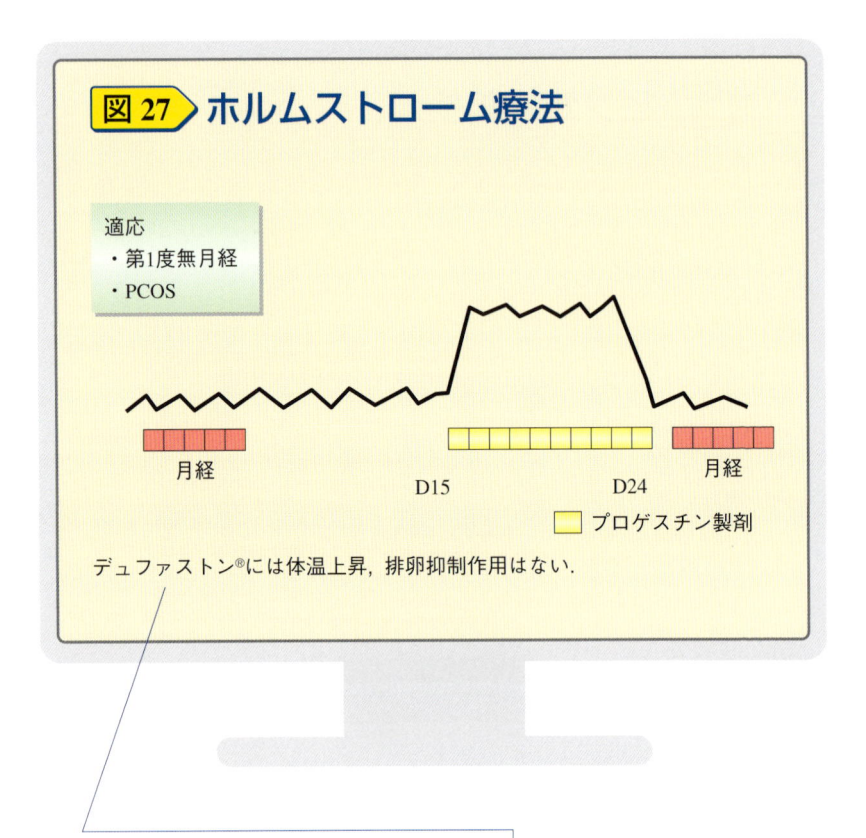

デュファストン®には体温上昇，排卵抑制作用はない．

> ホルムストローム療法では，月経周期の10〜15日目から10〜14日間プロゲスチン製剤を投与する．

Ⅱ. 排卵障害の診断と治療

1 排卵障害の定義

1 正常な月経とは

正常な月経周期は 表8 のように定義されている．この定義から逸脱したものが排卵障害である．正常な月経周期は 25～38 日である．

続発無月経は"無月経期間が 3 カ月以上続く場合"と定義されており，無月経期間が 39～90 日の場合には希発月経である．実際の臨床では，希発月経でも無月経に準じた治療が行われる．

子宮からの出血は消退出血と破綻出血の 2 種類に分類される 表9 ．消退出血（withdrawal bleeding）は，いったん増加したエストロゲンやプロゲスチン，またはその両者が急激に減少することによって起こる出血であり，月経は生理的な消退出血である．排卵期にみられる中間期出血も，排卵直前に増加したエストロゲンが排卵とともにいったん減少することによる消退出血，と考えられている．一方，破綻出血（breakthrough bleeding）は，発育卵胞からのエストロゲン分泌が持続して増殖・肥厚した子宮内膜の血行障害や壊死による出血である．

表8 正常な月経の定義

- 初経発来　　　早発（＜10歳）　　　晩発（≧15歳）
- 月経周期　　　頻発（＜25日）　　　希発（≧39日）
- 原発無月経：18歳になっても初経発来がないもの
- 続発無月経：3カ月以上月経が停止したもの
- 月経期間　　　過短（≦2日）　　　過長（≧8日）
- 月経量　　　　　　過小　　　　　　過多＞80 g/周期

月経の初来時期，周期，持続期間，月経量により異常月経が定義される．

表9 子宮内膜からの出血

- 消退出血（withdrawal bleeding）
  1) いったん増加したエストロゲン，プロゲステロンが急激に低下することによって起こる出血
  2) 月経は黄体からのエストロゲン，プロゲステロンの消退によって起こる

- 破綻出血（breakthrough bleeding）
  発育した卵胞からのエストロゲンの分泌が持続して子宮内膜が増生し，子宮内膜の血行障害・壊死による出血

子宮出血は，いったん増加したホルモンの減少により起こる消退出血とホルモンの効果が持続して増生した子宮内膜の剥離によって起こる破綻出血とがある．

2 無月経の分類

1 第1度無月経と第2度無月経

　無月経の重症度は第1度無月経と第2度無月経に分類される（図28）．無月経の患者にゲスターゲン（プロゲスチン）テストを行い，消退出血が認められる場合を，第1度無月経という．第1度無月経ではある程度の卵胞発育が認められ，エストロゲンの基礎分泌により子宮内膜が増殖期にあるため，プロゲスチンの投与のみで消退出血が起こる．ゲスターゲンテストに使用されるプロゲスチン製剤には，経口剤と注射剤がある．経口剤では，プロベラ®5～10mg/日，デュファストン®10～15mg/日を5～7日間投与する．注射剤では，ルテウム®25～50mg，またはオオホルミンルテウムデポー®125mgを筋注する．経口剤では服用終了後2～3日後，天然型プロゲステロンの注射剤では投与後4～5日後，デポ剤では投与後10～14日後に消退出血が認められる．

　ゲスターゲンテストで消退出血がみられない場合には，エストロゲンとプロゲスチン剤を投与する（EPテスト）．経口剤では中用量ピルを1錠/日を10日間投与する．注射剤では，オバホルモンデポー®10mgとオオホルミンルテウムデポー®125mgを筋注する．これで消退出血があれば，エストロゲンの基礎分泌がない状態の第2度無月経と診断される．消退出血がみられない場合には，子宮が存在しないかステロイドホルモンに反応する子宮内膜がない状態であり，子宮性無月経と診断される．

　この分類は排卵障害の重症度を理解するための基本であり，

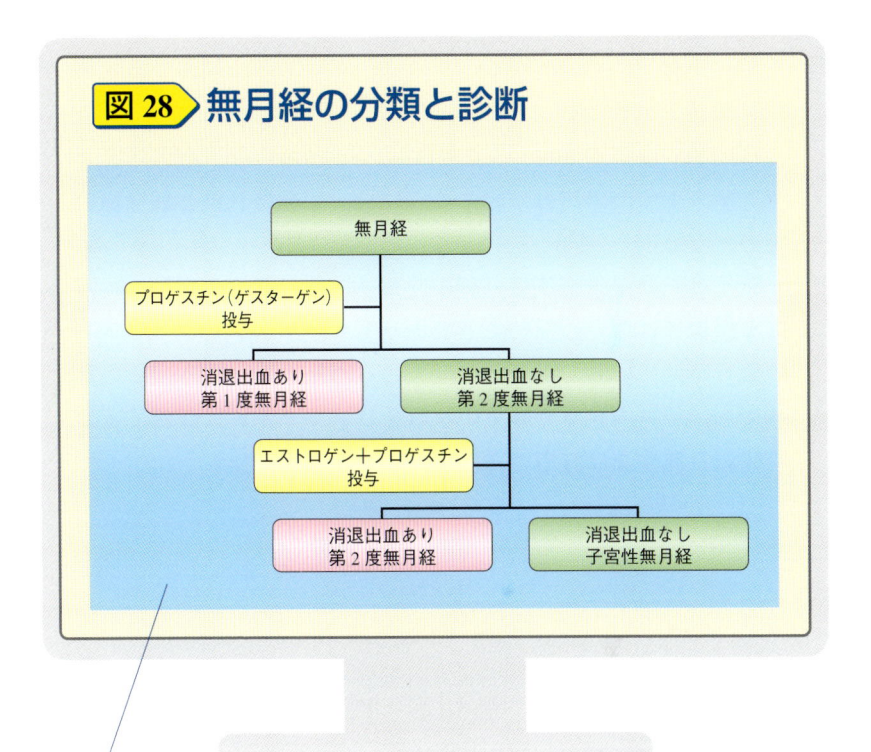

1）第1度無月経と第2度無月経

図28　無月経の分類と診断

```
                        無月経
                          │
    プロゲスチン(ゲスターゲン)
           投与
                          │
      ┌───────────────────┴───────────────────┐
  消退出血あり                            消退出血なし
  第1度無月経                             第2度無月経
                                              │
                              エストロゲン＋プロゲスチン
                                       投与
                                              │
                              ┌───────────────┴──────────────┐
                          消退出血あり                    消退出血なし
                          第2度無月経                     子宮性無月経
```

無月経は，ゲスターゲン投与後の消退出血の有無により，第1度無月経と第2度無月経に分類される．

非常に重要である．しかし，ゲスターゲンテストに対する反応は経腟超音波検査による内膜の観察で予測することができる．子宮内膜の厚さが6mm以上あれば，約90%の症例がゲスターゲンテストで消退出血が起こる 図29 ．原発無月経と続発無月経の主な原因を 表10,11 に示す．

　第1度および第2度無月経の分類は，無月経の重症度の絶対的な指標ではない．同一患者であっても，ゲスターゲンテストの施行時期に応じて1度と2度をいったりきたりする．この意味でも，子宮内膜厚や卵巣の状態をリアルタイムに評価できる経腟超音波検査は有用である．

1）第1度無月経と第2度無月経

図29 経腟超音波検査による無月経の分類

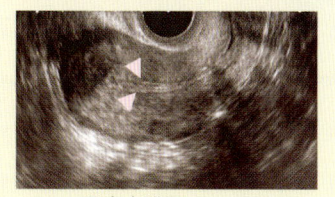

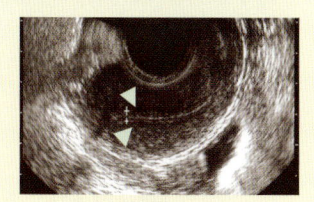

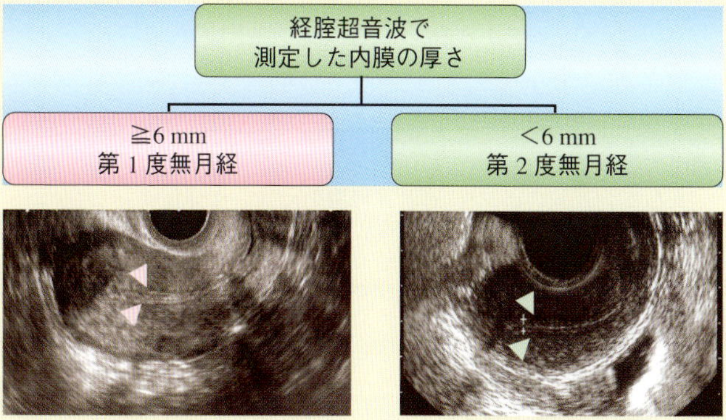

経腟超音波で測定した内膜の厚さ

- ≧6 mm 第1度無月経
- <6 mm 第2度無月経

子宮内膜厚：7 mm

子宮内膜厚：3.8 mm

経腟超音波検査における子宮内膜の厚さにより，ゲスターゲンテストの効果が予想できる．

表10 原発無月経の主な原因

- 低ゴナドトロピン性（中枢の障害）
  1) 先天的なもの：コールマン症候群，先天性ゴナドトロピン欠損症など
  2) 後天的なもの：下垂体性無月経，神経性食欲不振症など
- 高ゴナドトロピン性（卵巣／性腺の障害，性分化異常）
  1) ターナー症候群
  2) アンドロゲン不応症など
  3) その他の原因によるもの：手術，放射線治療，抗がん剤など
- ゴナドトロピン正常（内性器の形態異常）
  1) ロキタンスキー症候群
  2) 腟閉鎖，腟閉鎖症など

表11 続発無月経の主な原因

- **低ゴナドトロピン性(中枢性無月経)**
  1) 体重減少性無月経
  2) 神経性食欲不振症
  3) 高プロラクチン血症(LH, FSH は正常値)
  4) その他
      下垂体:下垂体腺腫・虚血によるもの
      視床下部性:運動・心因性のもの
- **高ゴナドトロピン性(卵巣性無月経,性分化異常)**
  1) 早発閉経(早発卵巣機能不全)
  2) 多嚢胞性卵巣症候群(LH もしくはテストステロン高値)
  3) その他の原因によるもの(手術,放射線治療,抗がん剤など)
- **ゴナドトロピン正常(子宮性無月経)**
  1) アッシャーマン症候群(子宮内腔癒着症),子宮内膜炎など

3 排卵障害の分類

1 排卵障害の概念 図30

　排卵障害は，視床下部―下垂体―卵巣系の異常によって発生し，障害部位により中枢性と卵巣性に大きく分類される．中枢性無月経の障害部位は，視床下部，下垂体が考えられるが，日常臨床で下垂体障害に遭遇することは，きわめてまれであり，中枢性排卵障害のほとんどは視床下部障害である．LH，FSHの基礎値が低値を示す場合でも，大部分が長期間の視床下部障害による二次性の下垂体障害によるものである．

　高プロラクチン血症による排卵障害の大部分は薬剤性であるが，一部に下垂体腫瘍による高プロラクチン血症がある．プロラクチノーマは，ホルモン産生下垂体腫瘍で最も高頻度に認められる．プロラクチンが高値を示し，薬剤服用の既往がない症例で，PRL値が100ng/ml以上の場合には，下垂体腫瘍を疑いdynamic MRIを行う．

　卵巣に原因のある排卵障害は多嚢胞性卵巣症候群(polycystic ovary syndrome；PCOS)と早発卵巣機能不全(premature ovarian failure；POF)の2種類である．PCOSとPOFに関しては次項で詳述するが，PCOSは二次卵胞のgrowth arrestが原因であり，POFは卵胞数の減少が原因となる疾患である．

　排卵障害の大部分は，中枢性である視床下部障害，卵巣性のPCOS，POFの3種類に分類される．排卵障害の取り扱いは，この3つの病態を正確に診断することが重要である．

図30 排卵障害の分類の基本

- 中枢性
  高プロラクチン血症
  視床下部性
  下垂体性

- 卵巣性

  POF（premature ovarian failure）
  PCOS（polycystic ovary syndrome）

下垂体性に遭遇することはきわめてまれ
　　体重減少性無月経などでGnRH test反応不良例はほとんどが視床下部機能不全による二次的な下垂体性無月経，または，下垂体腫瘍術後の症例

実際の日常診療で遭遇する排卵障害は，視床下部性と卵巣性がほとんどで，下垂体性に遭遇することはきわめてまれである．

2 排卵障害の診断

❶排卵障害の患者の診察手順 表12

　排卵障害の患者は若年者が多く，思春期にある場合も少なくない．初診時には患者の緊張をやわらげ，羞恥心を払拭することが求められる．初経からの月経周期，持続日数，障害の有無，月経量について聴取し，学歴，ストレスや体重減少の有無にいたるまで慎重に問診を行う．既往歴，家族歴，薬剤の服用状況についても要領よく問診する．問診しながら顔貌，体格（身長，体重）などの視診も行う．

　問診のあと，理学的所見をとり，必ず乳房および外陰部の視診による第2次性徴の様子を観察し，可能であれば内診および経腟超音波検査（経直腸超音波検査）を行う．患者が若年であったり，内診の同意が得られなかったりする場合には，ホルモン検査のみを行う．

❷超音波検査で分類した排卵障害 図31

　経腟超音波検査によって，内性器を観察し，その所見により3パターンに分類する．経腟超音波検査で観察できるのは，子宮の大きさ，子宮内膜の厚さと形状，卵巣および卵胞の状態である．排卵障害の患者の超音波所見によって以下のように分類される．子宮の大きさが正常で子宮内膜厚が6mm以上で卵胞が存在する卵巣が認められる場合には，中枢性第1度無月経，子宮が小さく子宮内膜厚が6mm未満で卵胞が認められる場合には，中枢性第2度無月経．子宮の大きさが正常で子宮内膜が6mm以上，小卵胞が数珠状に卵巣辺縁に存在する（neck less sign）場合には，PCOS．子宮が小さく子宮内膜が線状（≦6mm）

表12 排卵障害の患者の診察の手順

- 問診のポイント
    - 既往歴
    - 家族歴
    - 月経歴（初経，周期，持続，障害，量）
    - 薬剤の服用状況
    - その他（学歴，ストレス，体重減少の有無，第2次性徴の時期）
- 視診
    - 顔貌，体格
    - 第2次性徴の有無と程度
- 経腟超音波検査（または経直腸超音波検査）
- 血液検査（ホルモン値，染色体検査）

排卵障害の患者の診察のポイントは，問診・視診・経腟超音波検査・ホルモン検査である．

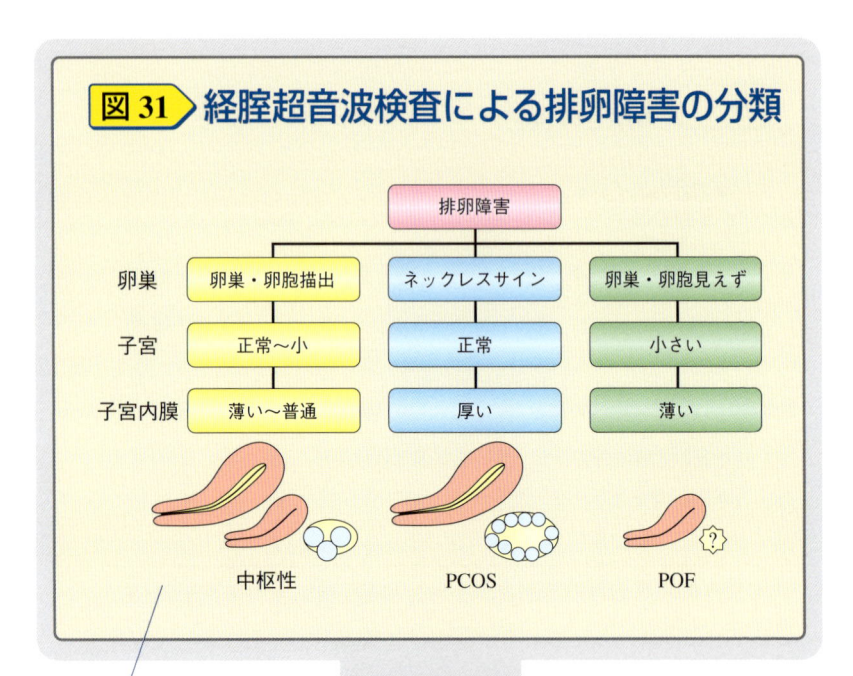

図31 経腔超音波検査による排卵障害の分類

卵巣	卵巣・卵胞描出	ネックレスサイン	卵巣・卵胞見えず
子宮	正常〜小	正常	小さい
子宮内膜	薄い〜普通	厚い	薄い
	中枢性	PCOS	POF

経腟超音波検査による子宮・子宮内膜・卵巣の状態の観察により,排卵障害は中枢性,多嚢胞性卵巣症候群(PCOS),早期卵巣機能不全(POF)の3つのパターンに分類される.

で卵胞が認められなければ，POFの可能性が高い．

　子宮内膜の厚さは現在のエストロゲン値を反映し，子宮の大きさや卵胞の状態は中・長期的なエストロゲン分泌状況を反映する．

memo 4　子宮はエストロゲンの鏡？

　子宮は，卵巣から分泌されるエストロゲンの値を敏感に反映する鏡である．経腟超音波検査で，最初に観察するのは子宮の矢状断である．子宮内膜はエストロゲンの分泌状態を最も敏感に反映する．エストロゲンの分泌により子宮内膜は厚くなり，次第に木の葉状を呈する．子宮内膜の厚さとパターンは直近のエストロゲン分泌状態を示す．

　一方，子宮容積は，経腟超音波検査では子宮矢状断の面積として描出され，長期間のエストロゲンの分泌状態を反映する．長期間にわたりエストロゲンの分泌が低下すると，子宮は萎縮して小さくなる．

　糖尿病の血糖管理において，血糖値は直近の，HbA1cは比較的長期間のインスリン分泌状況を反映する．このようにして考えると，エストロゲン分泌の指標として子宮内膜は血糖値に，子宮矢状断の大きさはHbA1cに相当する．

❸ホルモン検査で分類した排卵障害 図32

　ホルモン検査値による排卵障害の分類では，まず，高プロラクチン血症の有無を診断する．血中 PRL が 30ng/ml 以上である場合には，高プロラクチン血症と診断し，まず，現在服用している薬剤の有無および種類を問診する．高プロラクチン血症をきたす薬剤は，次項を参照されたい(P.85 表13)．PRL＞100ng/ml の場合は，下垂体のプロラクチン産生腫瘍を除外するために，頭部の dynamic MRI を施行する．

　PRL＜30ng/ml の場合には，LH，FSH，エストラジオールの値により以下のように分類する．前述した新しい測定法でLH≧7mIU/ml，LH≧FSH の場合は，PCOS を疑い，FSH≧30mIU/ml，E_2≦10〜30pg/ml の場合は，POF を考える．これ以外のホルモン値を示す場合は，ほとんどが中枢性の排卵障害と考えてよい．

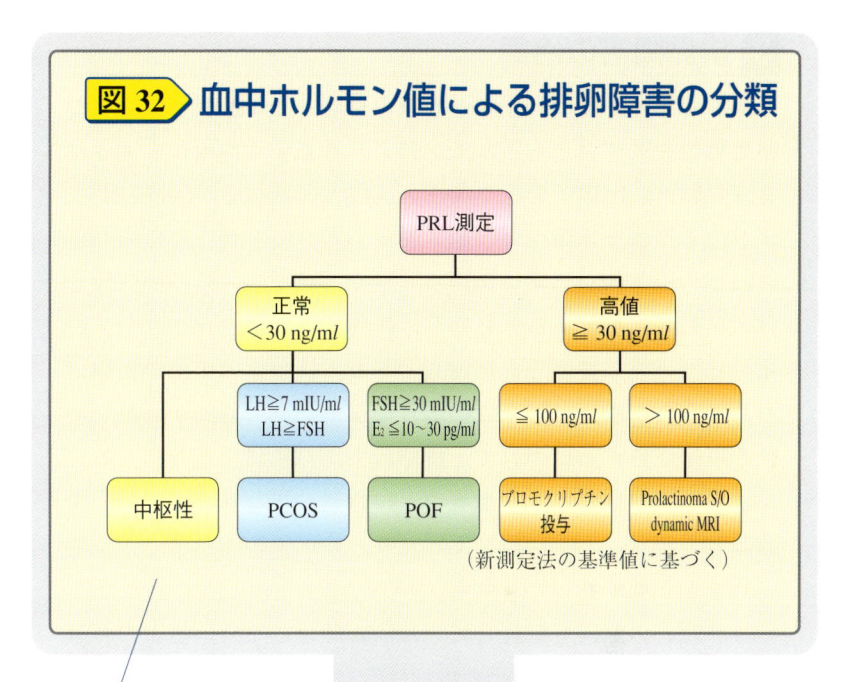

図32 血中ホルモン値による排卵障害の分類

```
                    PRL測定
                   ┌────┴────┐
              正常             高値
           <30 ng/ml        ≧30 ng/ml
         ┌─────┼─────┐      ┌────┴────┐
              LH≧7 mIU/ml  FSH≧30 mIU/ml  ≦100 ng/ml  >100 ng/ml
              LH≧FSH       E₂≦10～30 pg/ml
       中枢性   PCOS         POF      ブロモクリプチン  Prolactinoma S/O
                                        投与          dynamic MRI
```

（新測定法の基準値に基づく）

排卵障害は，まずPRL値により高プロラクチン血症が診断され，PRL値が正常の場合にはLH, FSHにより中枢性，多嚢胞性卵巣症候群，早期卵巣機能不全に分類される．

3 排卵障害の治療

　排卵障害の治療は，排卵の回復を目的とした治療と低下した卵巣機能をステロイドホルモンにより補充する治療に大別される．卵巣では，配偶子である卵子の成熟と卵胞細胞（顆粒膜細胞）におけるホルモン産生とがシンクロナイズして起こるため，排卵障害の根本的な治療はホルモン補充ではなく，排卵の回復を目的とした治療である．しかし，排卵障害が最も起こりやすい年齢は初経発来後の思春期周辺であり，性中枢の未熟が要因である場合も少なくない．このような症例では，時間が経過して性中枢が成熟するにつれて，排卵障害が自然に回復してくる．

　排卵障害の治療には，患者ごとに背景が異なり，ただちに排卵誘発を行うことが困難であったり，性中枢の成熟までの時間かせぎが必要であったりする．

　排卵障害の原因を把握して，診断が確定したら，患者の背景や環境を十分に斟酌し，排卵の回復を目的とした治療を行うか，ホルモン補充療法を行うか，決定する．排卵誘発とホルモン補充療法は，相反する治療ではなく，互いに補完し合う治療法であり，それぞれの長短を十分に理解することが重要である．

　各種排卵障害における代表的な排卵誘発法とホルモン補充療法を 図33 に示した．排卵誘発の中心となる薬剤は，高プロラクチン血症ではドーパミン作動薬，中枢性排卵障害，PCOS ではクロミフェンである．POF では排卵誘発とホルモン補充が同じカウフマン療法であることに留意されたい．

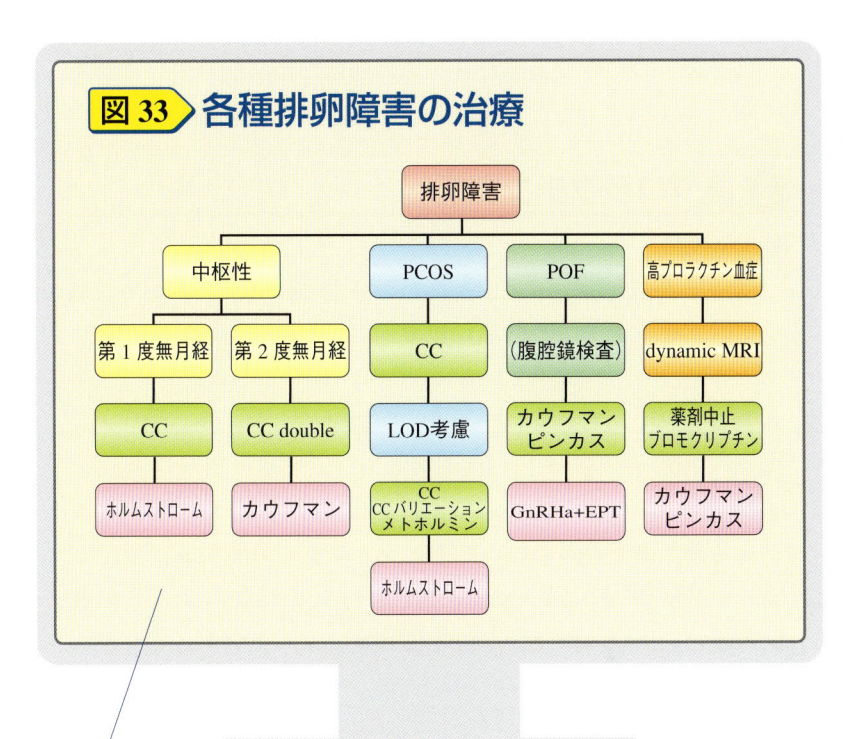

図33 各種排卵障害の治療

```
                        排卵障害
         ┌────────────┼────────────┬────────────┐
       中枢性         PCOS          POF        高プロラクチン血症
      ┌───┴───┐        │            │            │
   第1度無月経 第2度無月経  CC      (腹腔鏡検査)   dynamic MRI
      │       │         │            │            │
     CC     CC double  LOD考慮    カウフマン    薬剤中止
      │       │         │        ピンカス     ブロモクリプチン
  ホルムストローム カウフマン  CC            │            │
                        CCバリエーション  GnRHa+EPT    カウフマン
                        メトホルミン                    ピンカス
                           │
                      ホルムストローム
```

排卵障害は大きく4つに分類され，中枢性排卵障害は第1度と第2度無月経に細分類される．各種排卵障害に対する排卵誘発法とホルモン補充療法を示した．

LOD：卵巣表面多孔術
EPT：エストロゲンプロゲスチン併用療法
CC：クロミフェン

4 各疾患の診断と治療

　排卵障害の診断で述べた各疾患の病態と治療法について解説する．

1 高プロラクチン血症

❶疾患概念

　プロラクチンは，下垂体前葉から分泌される蛋白ホルモンである．プロラクチンの分泌は他の下垂体ホルモンと異なり，アクセル(放出ホルモン)ではなく，ブレーキ(抑制ホルモン)により調整されている．プロラクチン抑制因子(prolactin inhibitoring factor；PIF)の代表はドーパミンであり，プロラクチン放出因子(prolactin releasing factor；PRF)としてTRHやエストロゲンがあるが，調整の主役はドーパミンと考えられている．血中プロラクチン値は，PIFの減少またはPRHの増加によって上昇する場合と，プロラクチンの分泌亢進により上昇する場合がある 図34 ．

　薬物がPIFであるドーパミンの産生を抑制するか，ドーパミン受容体にアンタゴニストとして作用することにより，プロラクチンの分泌が亢進する(薬剤性高プロラクチン血症) 表13 ．

　高プロラクチン血症による排卵障害は，薬剤性，腫瘍性，特発性に大きく分類される．下垂体のホルモン産生腫瘍による高プロラクチン血症はPRL値が100ng/m*l* 以上を示すことが多く，診断にはdynamic MRIを用いる．腫瘍径が10mmを超えればmacroadenoma, 10mm以下であればmicroadenomaと診断される．

　薬剤性，下垂体産生腫瘍を除外した特発性高プロラクチン血症のなかには，甲状腺機能低下症が含まれる．甲状腺の機能低

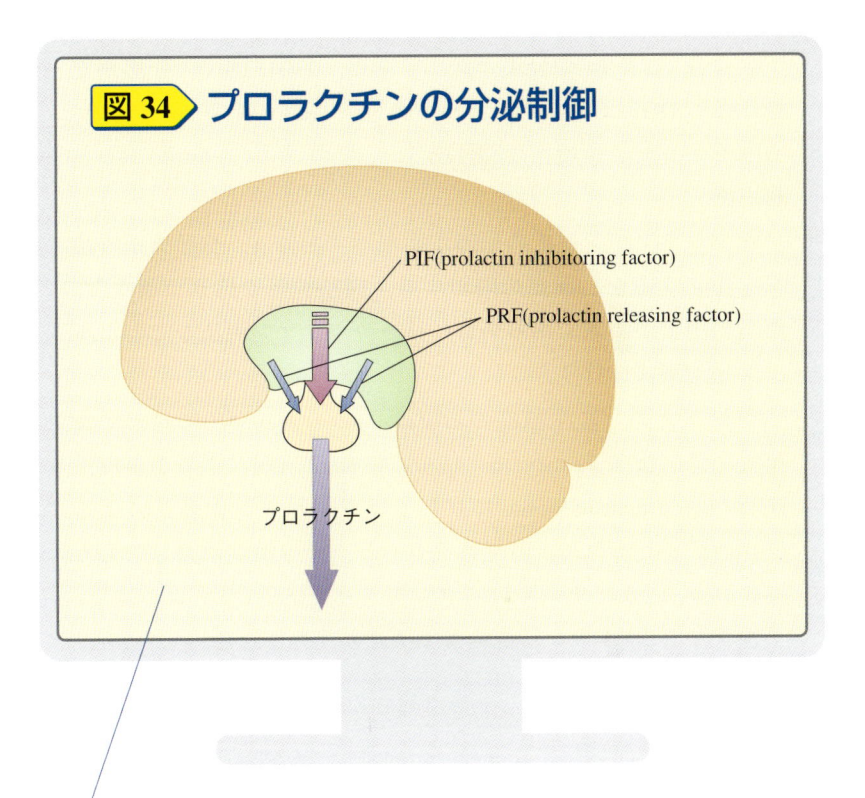

1）高プロラクチン血症

図34 プロラクチンの分泌制御

PIF (prolactin inhibitoring factor)

PRF (prolactin releasing factor)

プロラクチン

プロラクチンの分泌は，主にブレーキ（PIF）で制御されている．

下により，T3, T4の分泌が低下すると，TRH, TSHの分泌が亢進する．TRHはPRFのひとつであり，TRHの上昇により高プロラクチン血症が起こる 表14 .

❷治療

高プロラクチン血症の原因が薬剤性であれば，当該薬剤の投与を中止するか，種類を変更する．向精神薬や抗うつ薬など，薬剤の中止が困難である場合には，カウフマン療法などのホルモン補充療法を行う．

プロラクチン産生腫瘍の治療は，macroadenomaに対しては経蝶形骨洞法（transshenoidal approach, Hardy法）による手術療法が行われ，microadenomaに対してはドーパミン作動薬による薬物療法が行われる．特発性高プロラクチン血症に対してもカベルゴリン（カバサール®），ブロモクリプチン（パーロデル®），テルグリド（テルロン®）等の薬物療法が主体となる．

表13 薬剤性高プロラクチン血症の原因となる薬剤

1. 向精神薬　　　フェノチアジン系
　　　　　　　　　　　　　　クロルプロマジン（コントミン®，ウインタミン®）
　　　　　　　　　　　　　　ペルフェナジン（トリラホン®，PZC®）
　　　　　　　　ブチロフェノン系
　　　　　　　　　　　　　　ハロペリドール（セレネース®）
2. 三環系抗うつ薬　　　　　イミプラミン（トフラニール®）
　　　　　　　　　　　　　　アミトリプチリン（トリプタノール®）
3. 降圧薬　　　　　　　　　レセルピン（アポプロン®）
　　　　　　　　　　　　　　メチルドーパ（アルドメット®）
4. 胃腸薬・制吐薬（ベンズアミド系）スルピリド（ドグマチール®）
　　　　　　　　　　　　　　メトクロプラミド（プリンペラン®）
5. ホルモン剤　　　　　　　経口避妊薬
　　　　　　　　　　　　　　エストロゲン製剤

表14 高プロラクチン血症の原因

1. プロラクチノーマ
    マイクロ（＜10 mm）
    マクロ（≧10 mm）
2. 名前のついた症候群（乳汁漏出症）
    腫瘍性
    1) Forbws-Albright症候群
    非腫瘍性
    2) Chiari-Frommel症候群（産褥）
    3) Argonz-del Castillo症候群（非妊）
3. 薬剤性高プロラクチン血症
4. 原発性甲状腺機能低下症

2 中枢性排卵障害

❶疾患概念 図35

　中枢性無月経の病因は，視床下部におけるGnRHの分泌低下である．ストレスや体重減少によりGnRHの分泌のリズムが崩れると，下垂体からのLH，FSHの分泌が障害され，排卵障害が起こる．日常の臨床で遭遇する排卵障害の大部分が中枢性である．中枢性無月経のほとんどが視床下部性である．視床下部からのGnRH分泌が長期間にわたって障害されると下垂体からのLH，FSHの分泌が低下し，見かけ上は下垂体機能低下を示す（二次性下垂体障害）．中枢性の排卵障害で，下垂体そのものに原因があるのは，きわめてまれであり，下垂体腫瘍や脳腫瘍の術後に限られる．問診で，これらの手術歴がなければ，LH，FSHが低値であっても視床下部性排卵障害と考えてよい．

　嗅球の無形成と視床下部のGnRH分泌中枢の神経核が欠損するコールマン(Kallmann)症候群では，無嗅覚症状とLH，FSHの低下による第2度無月経がみとめられる．

　体重減少が20％以上になると，ゴナドトロピンの分泌が低下して排卵障害が発生する．やせを伴う若年者に多い視床下部性排卵障害として，体重減少性無月経と神経性食欲不振症がある．両者の鑑別のポイントは，隠れ食いや過食，飲食後の故意の嘔吐などの食行動の異常の有無である．食行動の異常を伴う神経性食欲不振症では，精神科医の関与が不可欠である．

❷病態 図36

　視床下部障害による月経異常は，正常→黄体機能不全→無排卵周期症→第1度無月経→第2度無月経の5つのパターンに分

2）中枢性排卵障害

図35 中枢性無月経の分類

第1度無月経
第2度無月経

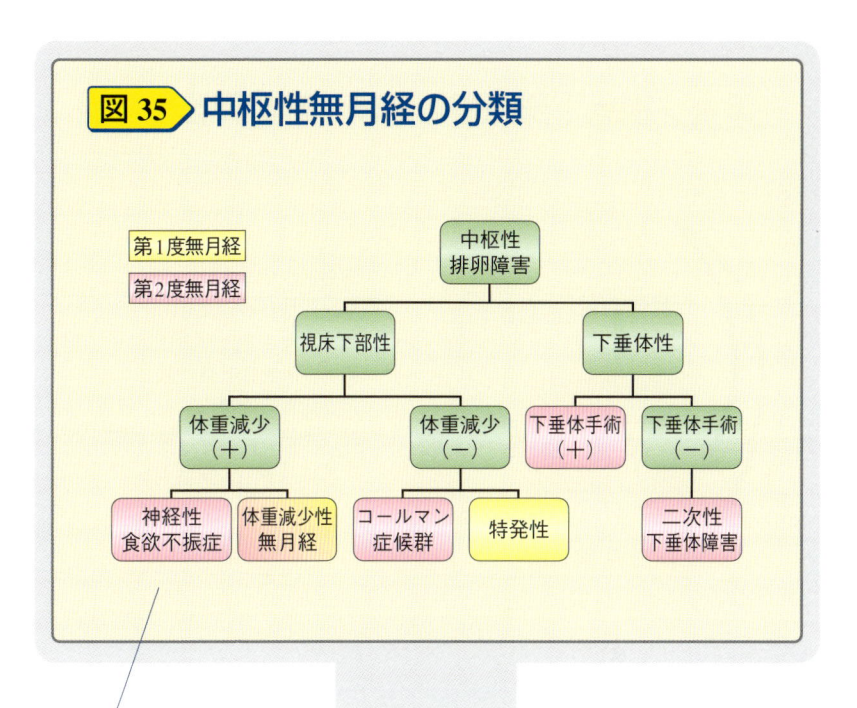

- 中枢性排卵障害
  - 視床下部性
    - 体重減少（＋）
      - 神経性食欲不振症
      - 体重減少性無月経
    - 体重減少（−）
      - コールマン症候群
      - 特発性
  - 下垂体性
    - 下垂体手術（＋）
    - 下垂体手術（−）
      - 二次性下垂体障害

中枢性無月経は，視床下部性と下垂体性に分類されるが，そのほとんどは視床下部性である．視床下部性は体重減少の有無により細分類される．

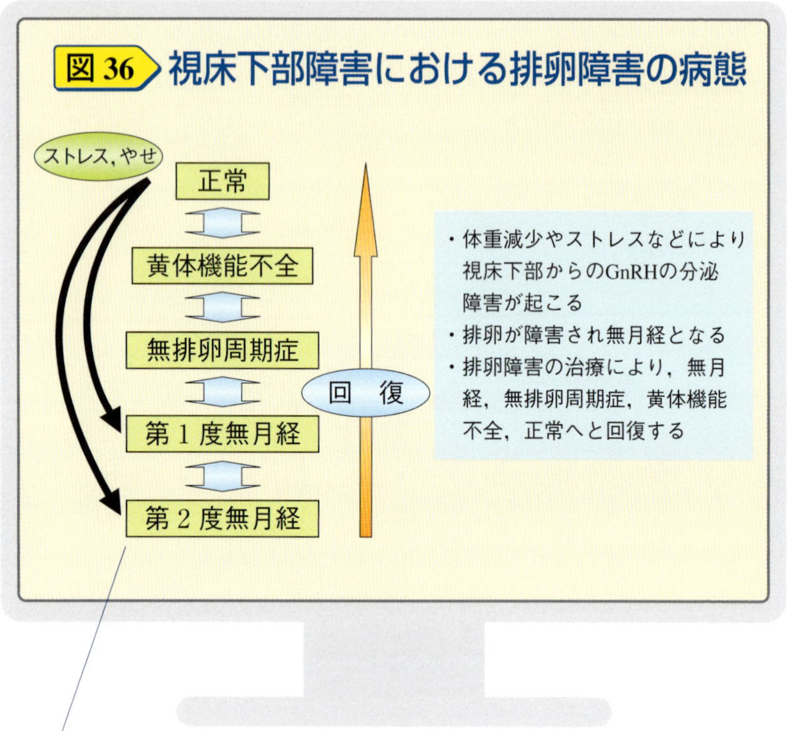

図36 視床下部障害における排卵障害の病態

ストレス, やせ

正常
↓↑
黄体機能不全
↓↑
無排卵周期症
↓↑
第1度無月経
↓↑
第2度無月経

回復

- 体重減少やストレスなどにより視床下部からのGnRHの分泌障害が起こる
- 排卵が障害され無月経となる
- 排卵障害の治療により,無月経,無排卵周期症,黄体機能不全,正常へと回復する

視床下部障害では,正常→黄体機能不全→無排卵周期症→第1度無月経→第2度無月経の順に重症化し,この逆順に回復する.

類される．実際には，体重減少やストレスによりGnRHの分泌が障害されて，黄体機能不全や無排卵周期症が起こっていても患者自身が認識することはなく，無月経により初めて異常が自覚される．しかし，視床下部障害による無月経を治療すると，病態はこの逆の順で回復する．

治療効果を基礎体温のみで判定しようとすると，排卵が起こる以前の卵胞発育の状況の把握ができず，排卵障害の回復の評価が困難であることに留意すべきである．

❸治療

問診によって，排卵障害の原因となるストレスや体重減少の原因が明らかになれば，原因に対するカウンセリングや生活指導などを行う．食行動の異常を伴う体重減少では，精神科医との連携をはかる．

下垂体手術の既往や嗅覚異常(コールマン症候群)が認められなければ，視床下部性排卵障害として治療を行う．

A. 排卵誘発

a. 第1度無月経

第1度無月経に対しては，クロミフェンの投与を行う 図37 ．プロゲスチン投与による消退出血後，5日目からクロミフェン100mg/日を5日間投与する．クロミフェンの治療効果は3周期ごとに評価する．3回すべて排卵が認められれば反応良好，2勝1敗であれば有効，1勝2敗または3回とも排卵がなければ反応不良と判定する．反応良好であれば投与量を50mg/日に減量し，有効であれば100mg/日をさらに3周期継続し，不良であれば投与量を150mg/日に増量す

図37　クロミフェン療法

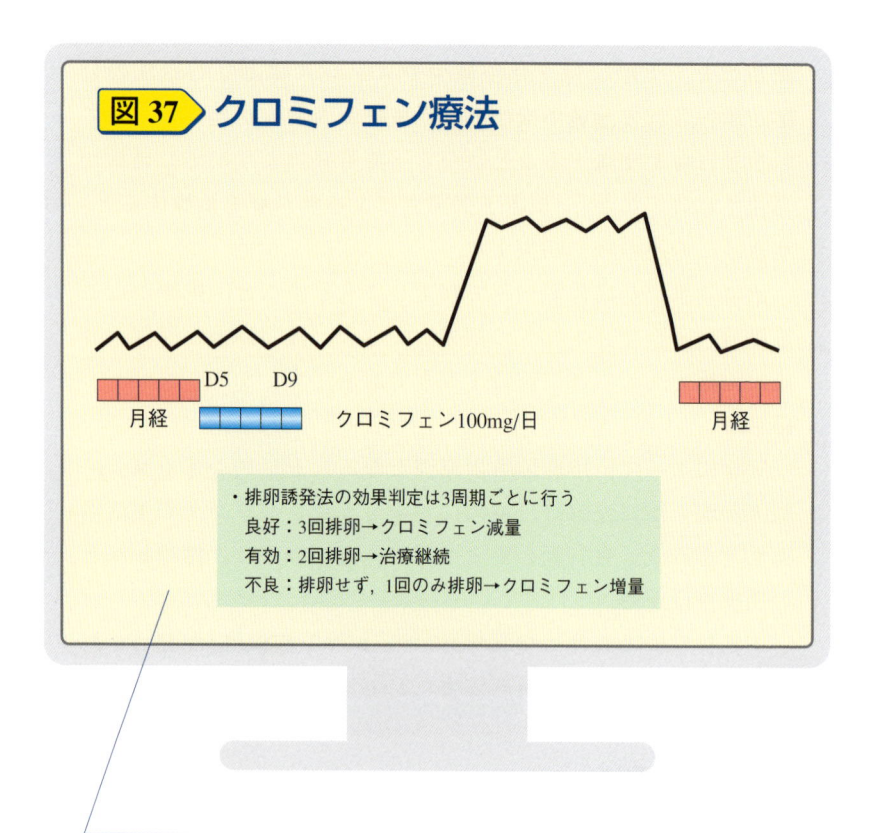

月経　D5　D9　クロミフェン100mg/日　月経

- 排卵誘発法の効果判定は3周期ごとに行う
  良好：3回排卵→クロミフェン減量
  有効：2回排卵→治療継続
  不良：排卵せず，1回のみ排卵→クロミフェン増量

クロミフェンは月経周期の5日目から100mg/日を5日間投与する．

る．クロミフェン投与による治療効果は3周期ごとに判定して，投与量を調整する 図38 ．

b. 第2度無月経

　第2度無月経に対しても，クロミフェン投与を行う．第2度無月経では，通常のクロミフェン療法が無効である場合が多く，150mg/日で卵胞発育が認められない場合には，2段投与を行う．

　前述したように，クロミフェンは服用終了後5～7日目に排卵が起こるため，クロミフェン投与時の効果判定はこの時期に行う．クロミフェンの効果判定の指標は卵胞発育の状況であり，経腟超音波検査および血中ホルモン測定を行う．卵胞発育が認められなければ，消退出血の15日目から再度クロミフェン150mg/日を5日間投与する．さらに，服用終了後7日目前後に卵胞発育の評価を行う 図39 ．

図38 クロミフェン療法の効果判定と投与量

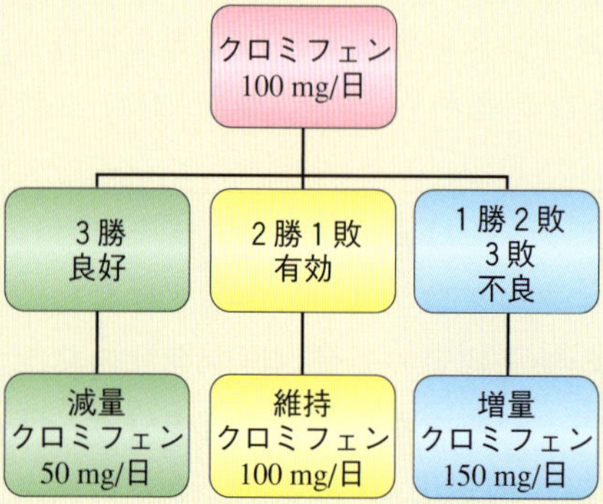

```
         クロミフェン
         100 mg/日
    ┌────────┼────────┐
  3勝      2勝1敗    1勝2敗
  良好      有効      3敗
                     不良
    │        │        │
  減量      維持      増量
 クロミフェン クロミフェン クロミフェン
  50 mg/日  100 mg/日  150 mg/日
```

- クロミフェン投与の効果判定は，3周期ごとに行う
- クロミフェンの効果は，良好，有効，不良の3段階に分類する
- 判定結果により，減量，維持，増量する
- 勝ちは排卵が起こった黄体機能不全または正常月経周期

クロミフェン療法の効果判定は3周期ごとに行い，投与量を加減する．

2）中枢性排卵障害

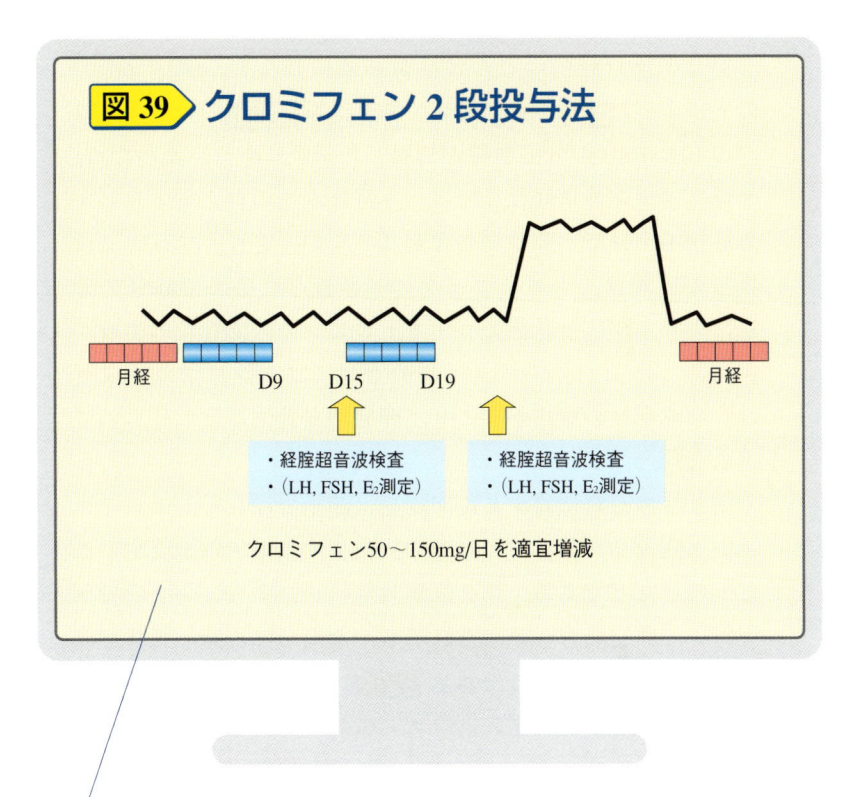

図39 クロミフェン2段投与法

月経　D9　D15　D19　月経

・経腟超音波検査
・(LH, FSH, E$_2$測定)

・経腟超音波検査
・(LH, FSH, E$_2$測定)

クロミフェン50〜150mg/日を適宜増減

クロミフェン150mg/日で排卵が認められない場合には，クロミフェン2段投与を行う．

第2度無月経のほとんどは長期間にわたるGnRH分泌の低下による二次性下垂体障害であり，脳下垂体のゴナドトロフのLH，FSHの分泌顆粒が枯渇した状態にある．このため，クロミフェンの単回投与では，下垂体からのゴナドトロピン分泌が不十分で，卵胞発育が起こらない．クロミフェン2段投与の原理は，クロミフェンの初回投与によるGnRHの分泌によりまず，下垂体でゴナドトロピンの分泌顆粒の生成が起こり，15日目からの2回目のクロミフェンにより生成された分泌顆粒の放出が起こり，卵胞が発育するというものである 図40 ．

　第2度無月経に対する排卵誘発は簡単ではなく，クロミフェン2段投与を行っても排卵の回復までに半年以上要することがほとんどである．第2度無月経にクロミフェン2段投与を行い，卵胞発育が確認されても，ただちに排卵・黄体形成まで進むことは，まれである 図41 ．グラーフ卵胞まで発育しても，視床下部のエストロゲンに対する反応性は鈍く，しばしばLHサージが起こらない．LHサージの欠如により，卵胞がただちに退縮すればエストロゲンの速やかな低下により消退出血が起こるが（無排卵性周期症），卵胞の退縮が緩慢であると，エストロゲンは緩やかに低下し，消退出血は起こらない（第1度無月経） 図42-1, 42-2 ．クロミフェン2段投与後の卵胞発育のリアルタイムな評価には，経腟超音波検査が不可欠である．

2）中枢性排卵障害

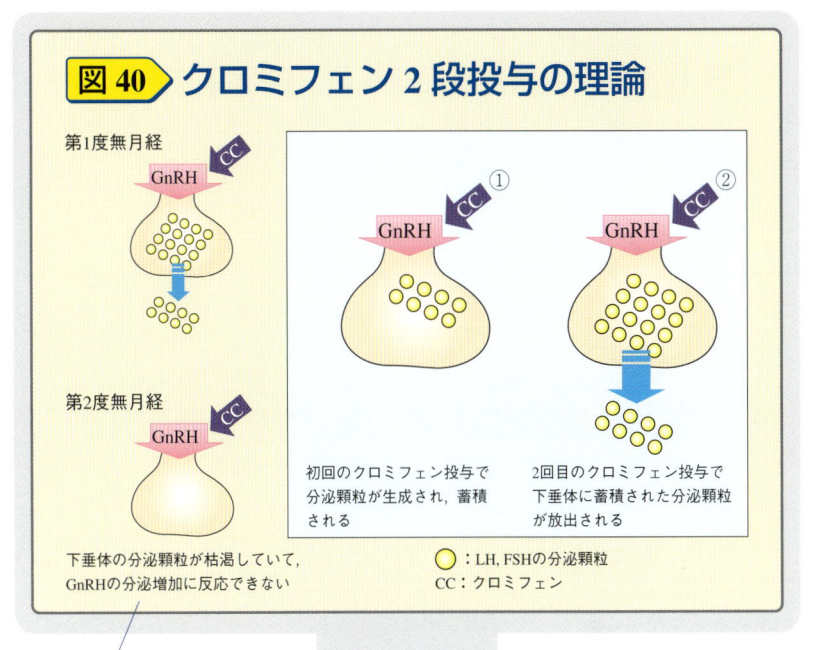

図40 クロミフェン2段投与の理論

第1度無月経

第2度無月経
下垂体の分泌顆粒が枯渇していて，GnRHの分泌増加に反応できない

① 初回のクロミフェン投与で分泌顆粒が生成され，蓄積される

② 2回目のクロミフェン投与で下垂体に蓄積された分泌顆粒が放出される

○：LH, FSHの分泌顆粒
CC：クロミフェン

第2度無月経では下垂体前葉におけるゴナドトロピンの分泌顆粒が枯渇しており，クロミフェンの1回目の投与で分泌顆粒が生成され，2回目の投与で分泌顆粒の放出が起こる．

第4章 各疾患の診断と治療

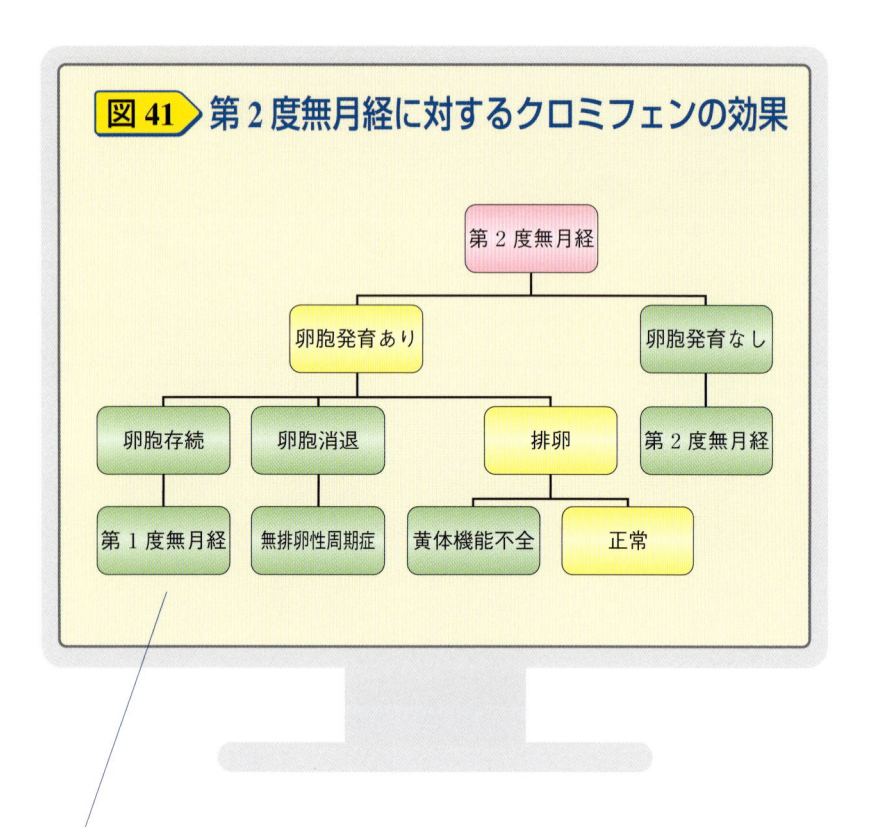

図41 第2度無月経に対するクロミフェンの効果

```
第2度無月経
├─ 卵胞発育あり
│   ├─ 卵胞存続 ─ 第1度無月経
│   ├─ 卵胞消退 ─ 無排卵性周期症
│   └─ 排卵
│       ├─ 黄体機能不全
│       └─ 正常
└─ 卵胞発育なし ─ 第2度無月経
```

第2度無月経に対するクロミフェンの効果はさまざまである．

2）中枢性排卵障害

図 42-1　クロミフェン投与中の発育卵胞の転帰 1

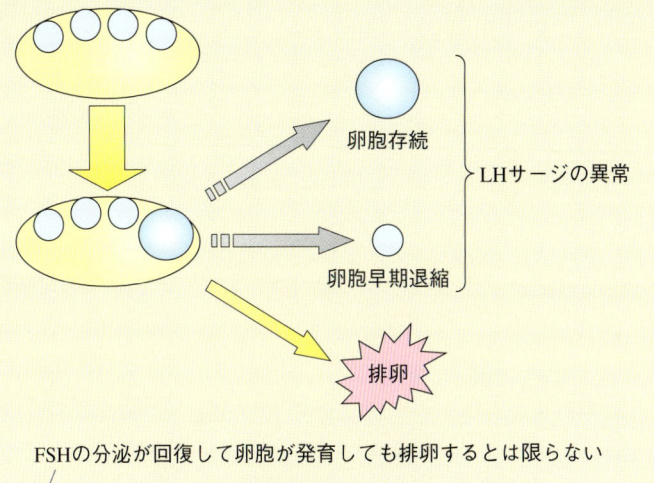

卵胞存続
卵胞早期退縮
} LHサージの異常

排卵

FSHの分泌が回復して卵胞が発育しても排卵するとは限らない

クロミフェン投与により卵胞発育が認められる場合でも，LHサージが起こらなければ排卵せずに卵胞は存続もしくは消退して第1度無月経または無排卵周期症となる．

図42-2 クロミフェン投与中の発育卵胞の転帰2

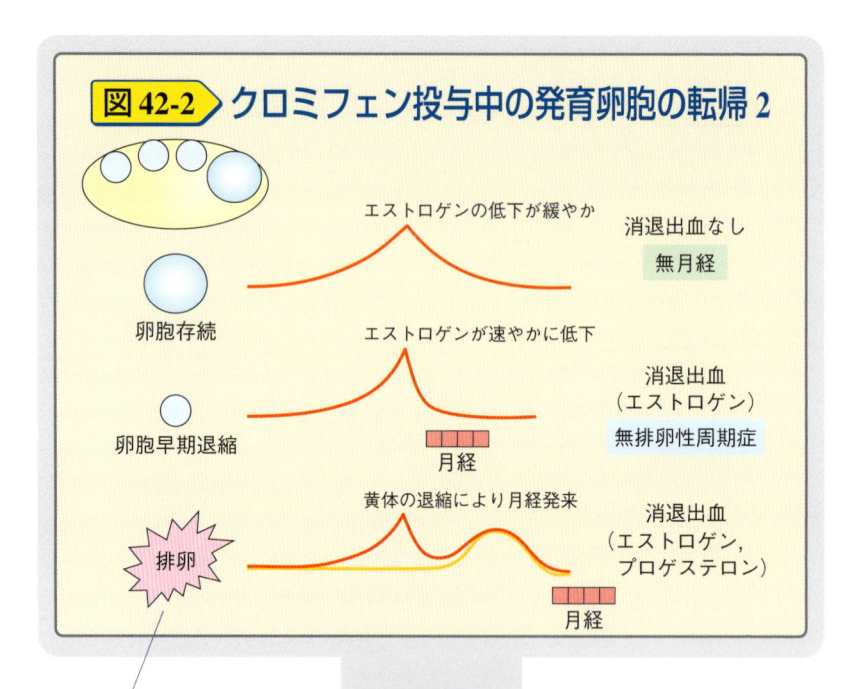

- 卵胞存続 → エストロゲンの低下が緩やか → 消退出血なし / 無月経
- 卵胞早期退縮 → エストロゲンが速やかに低下 → 月経 / 消退出血（エストロゲン）/ 無排卵性周期症
- 排卵 → 黄体の退縮により月経発来 → 月経 / 消退出血（エストロゲン，プロゲステロン）

LHサージが起こらず卵胞が存続すれば，エストロゲンの低下は緩やかで消退出血は起こらない．また，卵胞が早期に退縮すればエストロゲンは急速に低下して消退出血が起こる．

クロミフェン投与による視床下部－下垂体系の回復は，FSHの分泌→卵胞発育→エストロゲン分泌と進むが，エストロゲンによるポジティブフィードバックの回復にはさらに時間を要する．LHサージの障害が数周期にわたって継続する場合には，hCG 5,000単位を筋注して排卵させる．通常LHサージの障害は，時間とともに改善するので，hCG投与の次の周期は自然に経過を観察する．これを繰り返すうちに，卵胞発育に続くLHサージがみられるようになってくる．

LHサージが回復して排卵が確認されるようになっても，黄体機能不全が認められることが少なくないが，これも時間とともに軽快することがほとんどである 図43 ．

視床下部性の第2度無月経は，クロミフェンの2段投与により，FSHの分泌，LHサージ，黄体期のLH分泌の順に回復するが，治療経過は長く，医師と患者双方の忍耐が求められる．

クロミッド2段投与後，3周期ごとに評価を行い，反応が良好であれば，クロミフェンを減量する．2段投与を維持したままでクロミフェンを100 mg／日，50 mg／日と減量したのち，最後に50 mg／日の単回投与へと移行する 図44 ．

B. ホルモン補充療法

第1度無月経に対しては，ホルムストローム療法，またはカウフマン療法が，第2度無月経に対しては，カウフマン療法が用いられる．

図43 視床下部性第2度無月経に対するクロミフェンの作用機序

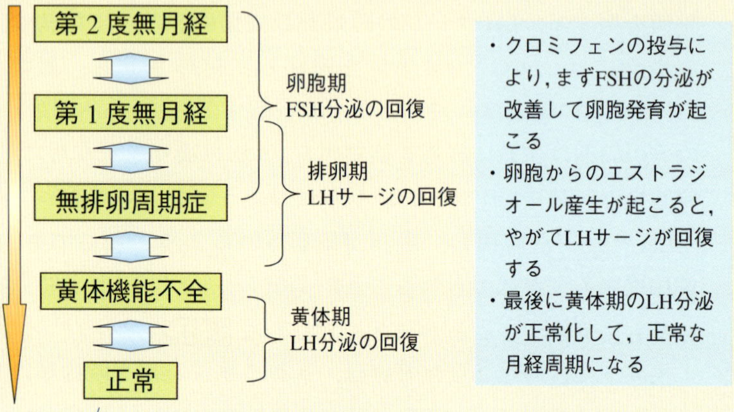

第2度無月経
↓
第1度無月経　｝卵胞期 FSH分泌の回復
↓
無排卵周期症　｝排卵期 LHサージの回復
↓
黄体機能不全
↓　｝黄体期 LH分泌の回復
正常

- クロミフェンの投与により，まずFSHの分泌が改善して卵胞発育が起こる
- 卵胞からのエストラジオール産生が起こると，やがてLHサージが回復する
- 最後に黄体期のLH分泌が正常化して，正常な月経周期になる

第2度無月経に対してクロミフェンは有効である．その効果はまず，FSHの分泌回復に伴う卵胞発育であり，次いでLHサージの回復による排卵で，最後に黄体期のLH分泌の回復による黄体機能の正常化である．

図44 クロミフェン2段投与法の減量の仕方

```
クロミフェン 150 mg double
   │
クロミフェン 100 mg double
   │
クロミフェン 50 mg double
   │
クロミフェン 50 mg single
```

- 第2度無月経に対しては，クロミフェン150 mg/日の2段投与から開始
- 効果良好であれば，100 mg/日の2段投与に減量
- さらに効果良好であれば，50 mg/日の2段投与に減量
- 最終的には50 mg/日単回投与に減量

クロミフェン150mg/日投与によっても卵胞発育が見られない場合，クロミフェン150mg/日の2段投与を行う．クロミフェンの減量は2段投与を維持したままで行う．

3 多嚢胞性卵巣症候群(polycystic ovary syndrome；PCOS)

❶疾患概念

　PCOSは日本産科婦人科学会，生殖・内分泌委員会の診断基準に従って診断される 表15 ．PCOSは臨床症状，卵巣所見，内分泌検査所見により診断される．わが国におけるPCOSの特徴は，欧米に比べ肥満および血中男性ホルモンが高い症例の頻度が少ないことである．しかし，PCOSにとってこれらは非常に特徴的な所見であるため，わが国の診断基準では，血中男性ホルモン高値またはLH高値となっている．

　近年，PCOSの本態は，インスリン抵抗性に基づくものであり，肥満・脂質代謝異常・高血圧・糖尿病などのインスリン抵抗性症候群のひとつとして捉える疾患概念が提唱されている．

　PCOSの経腟超音波検査による特徴は，卵巣の辺縁に数珠状に認められる多数の卵胞の小卵胞の存在であり，ネックレスサインと表現される 図45 ．このほか，PCOSの卵巣に認められる所見として，卵巣の腫大，長径/短径比の減少(丸い卵巣)，間質のエコー輝度上昇などが挙げられる．

表15 多嚢胞性卵巣症候群の診断基準

I. 月経異常
II. 多嚢胞性卵巣
III. 血中男性ホルモン高値　または　LH基礎値高値かつFSH基礎値正常

注1）I〜IIIのすべてを満たす場合を多嚢胞性卵巣症候群とする．

注2）月経異常は無月経，希発月経，無排卵周期症のいずれかとする．

注3）多嚢胞性卵巣は，超音波断層検査で両側卵巣に多数の小卵胞がみられ，少なくとも一方の卵巣で2〜9 mmの小卵胞が10個以上存在するものとする．

注4）内分泌検査は，排卵誘発薬や女性ホルモン薬を投与していない時期に，1 cm以上の卵胞が存在しないことを確認のうえで行う．また，月経または消退出血から10日目までの時期は高LHの検出率が低いことに留意する．

注5）男性ホルモン高値は，テストステロン，遊離テストステロンまたはアンドロステンジオンのいずれかを用い，各測定系の正常範囲上限を超えるものとする．

注6）LH高値の判定は，スパック-Sによる測定ではLH≧7 mIU/ml（正常女性の平均値＋1×標準偏差）かつLH≧FSHとし，肥満例（BMI≧25）ではLH≧FSHのみでも可とする．他の測定系による測定値は，スパック-Sとの相違を考慮して判定する．

注7）クッシング症候群，副腎酵素異常，体重減少性無月経の回復期など，本症候群と類似の病態を示すものを除外する．

（日本産科婦人科学会，生殖・内分泌委員会報告，2007）

第 4 章　各疾患の診断と治療

図 45　PCOS の画像所見

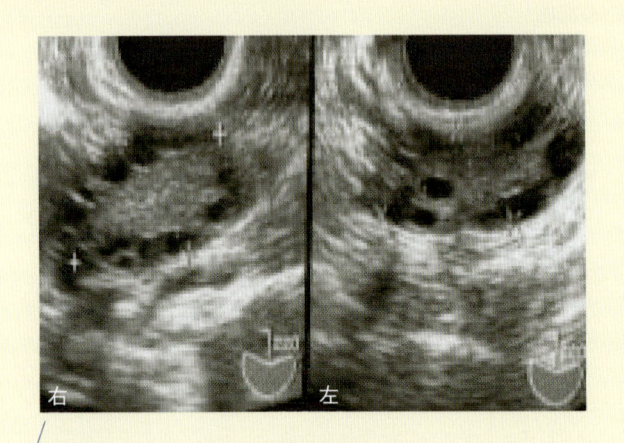

卵巣は両側とも腫大し，10mm 以下の二次卵胞が卵巣辺縁にネックレス状に並ぶ．

❷病態

　PCOSの卵巣の辺縁に認められる小囊胞は，growth arrestの状態にある二次卵胞と考えられている（これを閉鎖卵胞とする意見も少なくないが，ここでは採用しない）．この卵胞では，内莢膜細胞の肥厚と顆粒膜細胞の菲薄化がみられる．高LH環境により莢膜細胞におけるアンドロゲンの生成が亢進する．産生されたアンドロゲンの一部は顆粒膜細胞で芳香化され，エストロゲンに転換される．二次卵胞で産生されたアンドロゲン，エストロゲンおよびインヒビンは，卵胞液中に分泌され，血中へと移行する．このため，PCOSにおいては，アンドロゲンとエストロゲン両者の基礎値が高い状態にあり，子宮内膜は常に増殖期で，子宮内膜癌発生のリスク因子になる　図46　．

　アンドロゲン高値がLHの分泌を亢進させ，エストロゲン，とくにエストロンの上昇がGnRHの分泌を亢進させ，さらに，下垂体におけるGnRHに対する感受性を増加させて，LHの分泌はさらに亢進する．一方，エストロゲンおよびインヒビンによりFSHの分泌は抑制傾向にある．これら，視床下部―下垂体―卵巣系の悪循環が完成した状態がPCOSである　図47　．

第4章　各疾患の診断と治療

図46　PCOSにおける卵巣の状態

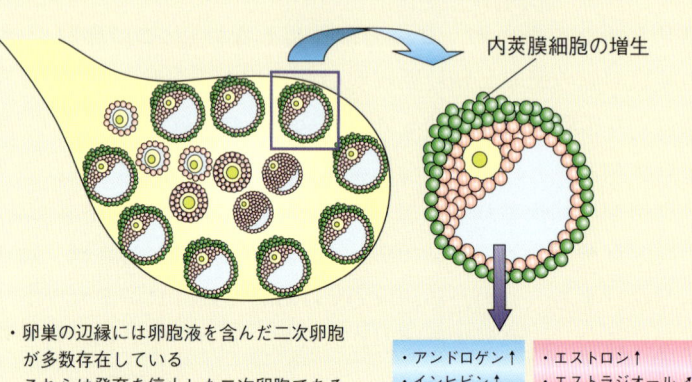

内莢膜細胞の増生

- 卵巣の辺縁には卵胞液を含んだ二次卵胞が多数存在している
- これらは発育を停止した二次卵胞であると考えられている

- アンドロゲン↑
- インヒビン↑
- エストロン↑
- エストラジオール↗

卵巣辺縁の二次卵胞からアンドロゲンやインヒビンが分泌される．

図47　PCOSの病態生理

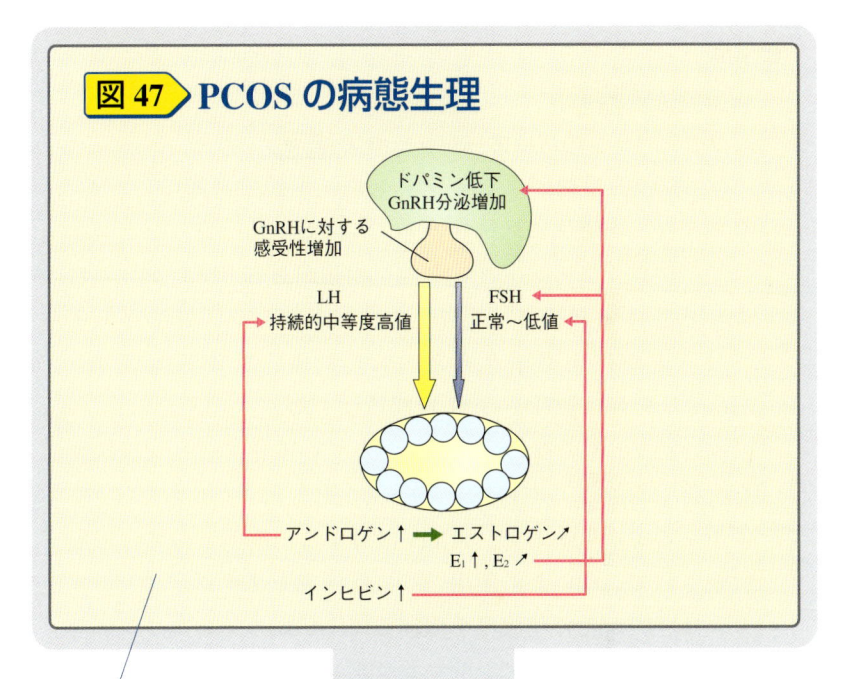

ドパミン低下
GnRH分泌増加

GnRHに対する感受性増加

LH
持続的中等度高値

FSH
正常〜低値

アンドロゲン↑ → エストロゲン↗
E_1↑, E_2↗

インヒビン↑

　まず，卵胞内のgrowth arrestを起こした卵胞や卵巣間質から分泌されるアンドロゲン，インヒビンが増加する．アンドロゲンの芳香化によりエストロゲンが生成され，エストロンの増加とエストラジオールの微増がみられる．アンドロゲンの増加はLHの分泌を促進し，エストロンの増加によりFSHは抑制されるが，GnRHの分泌増加によりLHの基礎値は上昇する．また，卵胞内で増加したインヒビンによりFSHの分泌は抑制される．

❸治療

A. 排卵誘発 図48

a. クロミフェンのバリエーション療法 図49

　PCOS の約半数がクロミフェン療法単独で排卵にいたる．クロミフェン療法に抵抗性の PCOS に対する治療のひとつとして，クロミフェン＋プレドニン療法がある．プレドニンにより ACTH を抑制し，副腎性のアンドロゲンの分泌を低下させるのが作用機序と考えられている．プレドニゾロン 5 mg／日を月経初日から 21 日間投与する．

　PCOS の病因のひとつと考えられているインスリン抵抗性を改善するため，メトホルミン（メルビン®，グリコラン®）を併用する方法もあるが，PCOS に対する治療薬としては保険収載されていないため使用の際には注意を要する．メトホルミンは肝臓からの糖放出を抑制して，組織のインスリン感受性を増強する．乳酸アシドーシスを避けるため，わが国の許可容量は 500 〜 750 mg／日である．

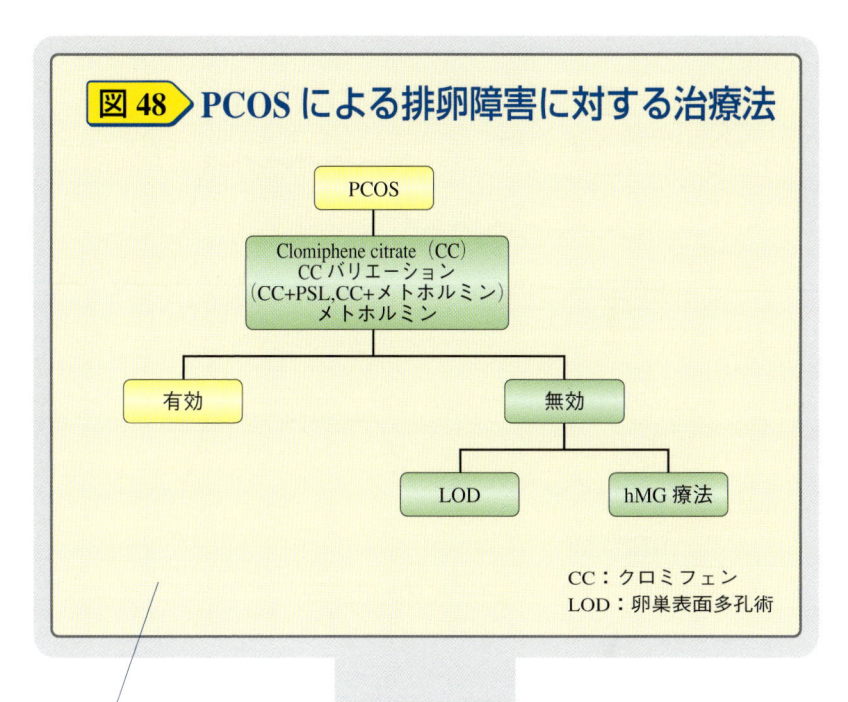

図48 PCOSによる排卵障害に対する治療法

```
PCOS
  │
Clomiphene citrate (CC)
CCバリエーション
(CC+PSL, CC+メトホルミン)
メトホルミン
  ├── 有効
  └── 無効
        ├── LOD
        └── hMG療法
```

CC：クロミフェン
LOD：卵巣表面多孔術

PCOSに対する排卵誘発は，侵襲の小さな方法から行う．クロミフェンおよびそのバリエーションから行い，奏功しなければLODもしくは，OHSSのリスクを考慮しながらhMG療法を行う．

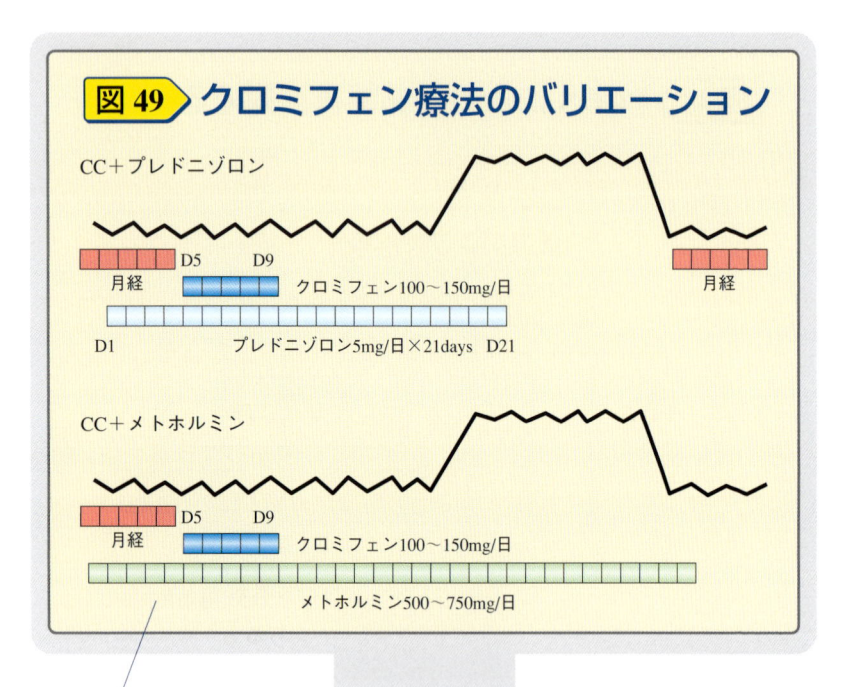

図49 クロミフェン療法のバリエーション

CC＋プレドニゾロン

月経　D5　D9　クロミフェン100～150mg/日　月経
D1　プレドニゾロン5mg/日×21days　D21

CC＋メトホルミン

月経　D5　D9　クロミフェン100～150mg/日
メトホルミン500～750mg/日

クロミフェンにプレドニゾロン，メトホルミンを併用すると有効である場合がある．

b. クロミフェン無効例の治療法

　クロミフェンのバリエーション療法が無効な PCOS に対しては，hMG-hCG 療法か卵巣表面多孔術(laparoscopic ovarian drilling：LOD)を行う．PCOS は hMG に対する治療域が極端に狭い疾患であり，hMG の投与量が少ないと卵胞発育はまったく認められず，治療域を少しでも超えると卵巣過剰刺激症候群(ovarian hyperstimulation syndrome：OHSS)が起こる 図50 ．PCOS に対する hMG-hCG 療法は不妊治療で行われ，未婚女性に適応されることはない．LOD は腹腔鏡下に卵巣表面に針状モノポーラーやレーザーで小孔をあける簡便かつ短時間で行える手術療法である．卵巣穿刺により卵巣表面の二次卵胞内のアンドロゲンやインヒビンが漏出し，これらの血中濃度が減少して排卵周期が回復すると考えられている．効果持続期間が短いこともあり，LOD の主な対象は不妊症例である 図51 ．

第 4 章　各疾患の診断と治療

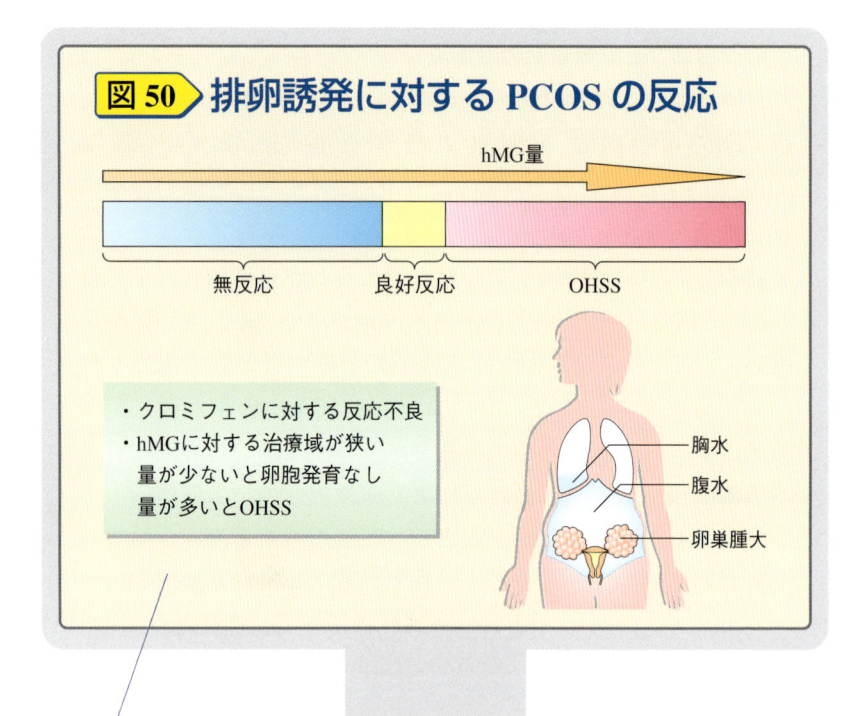

図 50　排卵誘発に対する PCOS の反応

hMG量

無反応　　良好反応　　OHSS

- クロミフェンに対する反応不良
- hMGに対する治療域が狭い
  量が少ないと卵胞発育なし
  量が多いとOHSS

胸水
腹水
卵巣腫大

PCOS に対する hMG 療法は，少量では卵胞発育がみられず，増量すると OHSS を起こし，治療域が狭く使用に苦慮する場合が少なくない．

3）多嚢胞性卵巣症候群

図51 LOD（laparoscopic ovarian drilling）

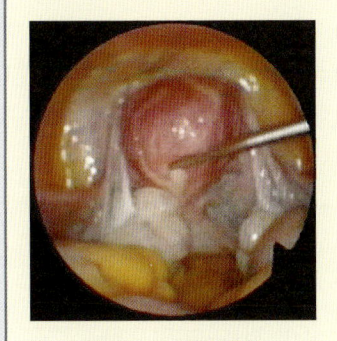

針状モノポーラーで卵巣穿刺

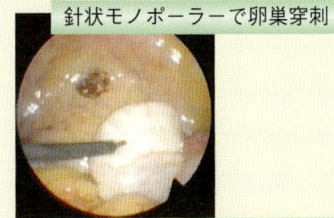

ゴルフボール状に形成された卵巣

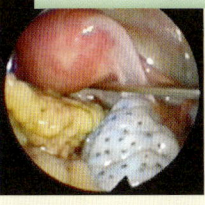

腫大した両側卵巣

腹腔鏡下に針状モノポーラー（50W cutting mode）で，卵巣表面を40～50カ所穿刺する．

4 早発卵巣機能不全(premature ovarian failure；POF)[#1]

#1：卵胞の発育や排卵機能が一時的に回復することもあり，最近では premature ovarian insufficiency(POI)という表現も用いられている．

❶疾患概念 表16

POFは40歳未満の卵巣性無月経と定義され，血中ホルモン値ではFSH≧30 mIU/ml，エストラジオール≦10〜30 pg/mlを示す．経腟超音波検査では，子宮は小さく内膜は線状で薄く，卵巣が描出されることはまれである．POFは，従来卵巣内の卵胞が枯渇してしまったpremature follicle depletion (PFD)・premature menopauseと，卵巣内に正常な卵胞が存在するgonadotropin resistant ovary syndrome (GROS)に分類されてきたが，GROSの発症率はそれほど高くはない．PFDには，①原始卵胞の減少速度がある原因により加速した場合と，②胎生期の原始卵胞数がもともと少ない場合に分類される(原始卵胞の減少速度の加速に関与する因子には，アポトーシスや自己免疫，ダイオキシン等の環境因子をはじめ，放射線，抗がん剤，手術などの医原性因子等がある)．

❷病態

POFの病因は大きく4つに分けられる 表17 ．①遺伝的要因として最も重要であるのは，X染色体の異常である．卵胞の維持・発育には2本の正常なX染色体が必要であり，1本のX染色体の異常によって急速な卵胞数の減少が起こる．②自己免疫性疾患がPOFの誘引となることは以前から知られており，当初はアジソン病，最近では橋本病や副甲状腺機能低下症との

表16 POFの定義と分類

定 義	分 類
● 卵巣性無月経 ● 40歳未満 ● 3カ月以上の続発無月経 ● 血中FSH≧30mIU/m*l* ● 血中AMH＜0.1ng/m*l*	● premature follicle depletion (PFD) 　卵巣内に卵胞（－） ● gonadotropin resistant ovary syndrome (GROS) 　卵巣内に卵胞（＋）

POFは卵胞が消失したpremature follicle depletionと卵胞が存在するgonadotropin resistant ovary syndromeに大別される．

表17 POFの病因分類

1.	Genetic factors	①ある原因により卵胞減少速度が加速 ②胎生期の原始卵胞自体が少ない 　X染色体の欠失・転座やXモノソミー（ターナー症候群）のモザイクなど
2.	Autoimmune disoders	臓器特異自己免疫疾患性，自己免疫性多内分泌腺症候群（autoimmune polyglandular syndrome ; APS）
3.	Destruction of the ovaries	医原性，子宮内膜症など
4.	Unknown factors	

(American Society of Reproductive Medicine, 1996)

関連も報告されている．③卵巣に対する手術や放射線被曝などの医療行為によって卵胞数が減少して起こる医原性のタイプもPOF全体の20〜27%と報告されている．④しかし，POFの大部分が特発性（原因不明）であり，この領域の原因究明が待たれる．

POFでは，卵巣内の二次卵胞が少ないため，経腟超音波検査で卵巣を描出することは困難である．POFの卵巣を腹腔鏡下に観察すると，正常卵巣型，脳回型，萎縮型，索状型の4つのパターンに分類されるが，正常型は少ない 図52 ．これらの卵巣の生検組織を検討すると，正常に卵胞が存在するもの，卵胞が減少しまばらなもの，間質組織のみで卵胞をまったく認めないものとさまざまであるが，正常に卵胞が存在するものはきわめてまれであり，二次卵胞はほとんど認めない 図53 ．これらの結果から，正常な女性に比べ，POFの症例では卵胞の減少速度が早いものと推定される 図54 ．

POFでは，卵巣からのエストラジオールの分泌低下により，LH, FSHの著しい分泌亢進が認められる．FSHの上昇により，卵胞のFSH受容体はダウンレギュレーションにより減少し，エストラジオールの産生がさらに低下するという悪循環が成立している．

第4章　各疾患の診断と治療

図52　腹腔鏡で観察したPOFの卵巣形態

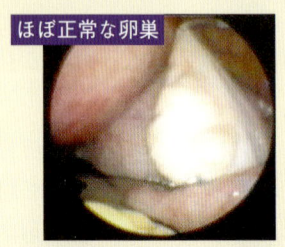

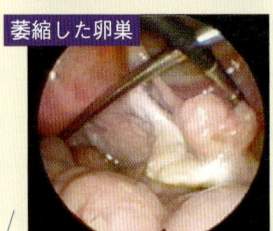

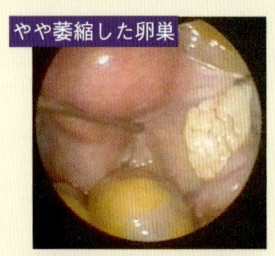

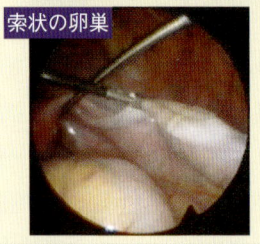

ほぼ正常な卵巣　　やや萎縮した卵巣

萎縮した卵巣　　索状の卵巣

腹腔鏡下の観察によりPOFの卵巣形態は，正常型・脳回型・萎縮型・索状型の4つのパターンに分類される（POFで卵巣が正常形態を示すことはきわめてまれである）．

図53 POFの卵巣生検組織

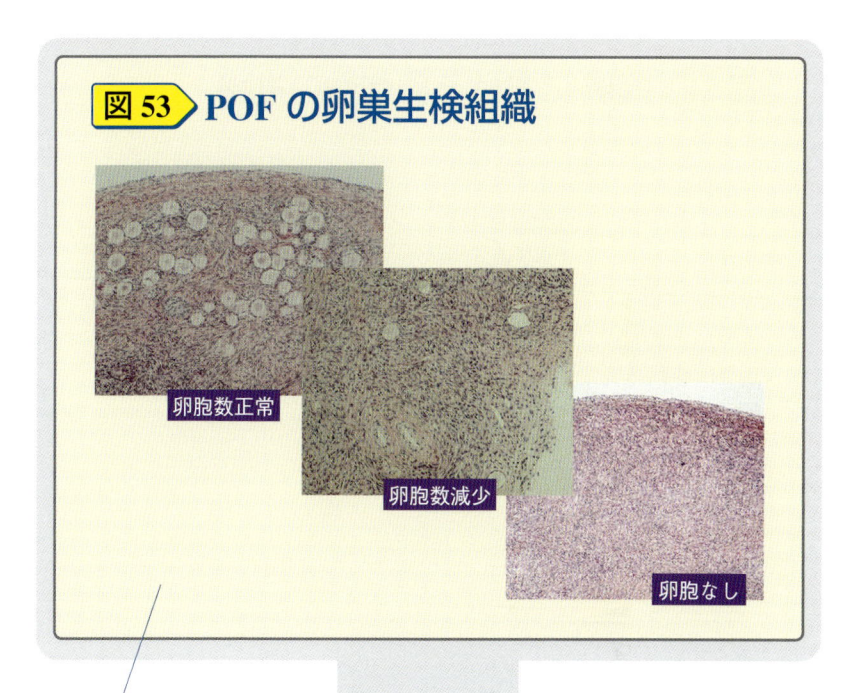

卵胞数正常

卵胞数減少

卵胞なし

卵巣生検では，多数の卵胞が存在する場合と，卵胞数が減少している場合，卵胞が存在しない場合があるが，ほとんどが減少か欠如である．

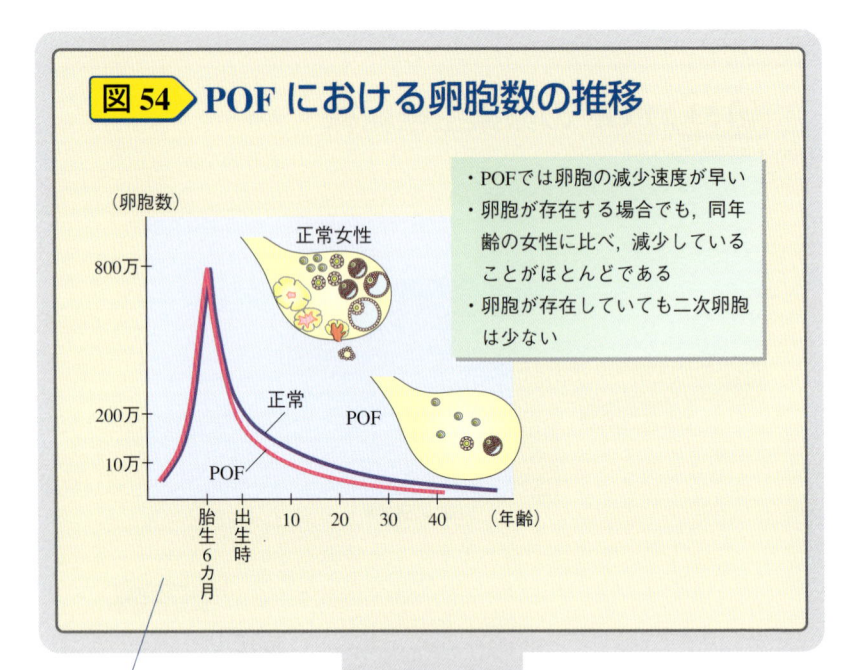

図54 POFにおける卵胞数の推移

- POFでは卵胞の減少速度が早い
- 卵胞が存在する場合でも，同年齢の女性に比べ，減少していることがほとんどである
- 卵胞が存在していても二次卵胞は少ない

POFでは正常女性に比べ，卵胞の減少速度が速いと考えられる．卵胞が存在する場合でも二次卵胞の割合は極端に少ない．

❸治療

　POFの治療の基本は，卵巣をFSHの呪縛から解放することである．FSHの分泌を低下させるには，外因性のエストロゲンによるネガティブフィードバックを利用するか，GnRH agonistにより下垂体からのFSH分泌を抑制するかの2種類の方法がある 表18 ．エストロゲンはネガティブフィードバックにより下垂体からのFSH分泌を抑制するのみならず，卵胞のFSH受容体を誘導してFSHに対する感受性を高める作用もある．

　経口剤または注射剤によるカウフマン療法を3周期行い，約1カ月間の休薬ののちカウフマン療法を再開し，これを繰り返す．排卵の3分の2はカウフマン終了後に，3分の1はカウフマン療法中に起こる 図55 ．3周期のカウフマン療法後の休薬期間に来院させ，経腟超音波検査とホルモン療法を行う．カウフマン療法中に卵胞発育が起こった場合，水様性の帯下を訴えることがあり，このような変化を自覚した場合，ただちに来院するように説明することも重要である．カウフマン療法による排卵は，いつ起こり，どのぐらい持続するか予測するのが困難であるため，辛抱強い治療が必要である．

表18 POFの排卵誘発法

1. カウフマン（Kaufmann）療法

2. GnRH agonist単独投与

3. GnRH agonist＋hMG-hCG療法

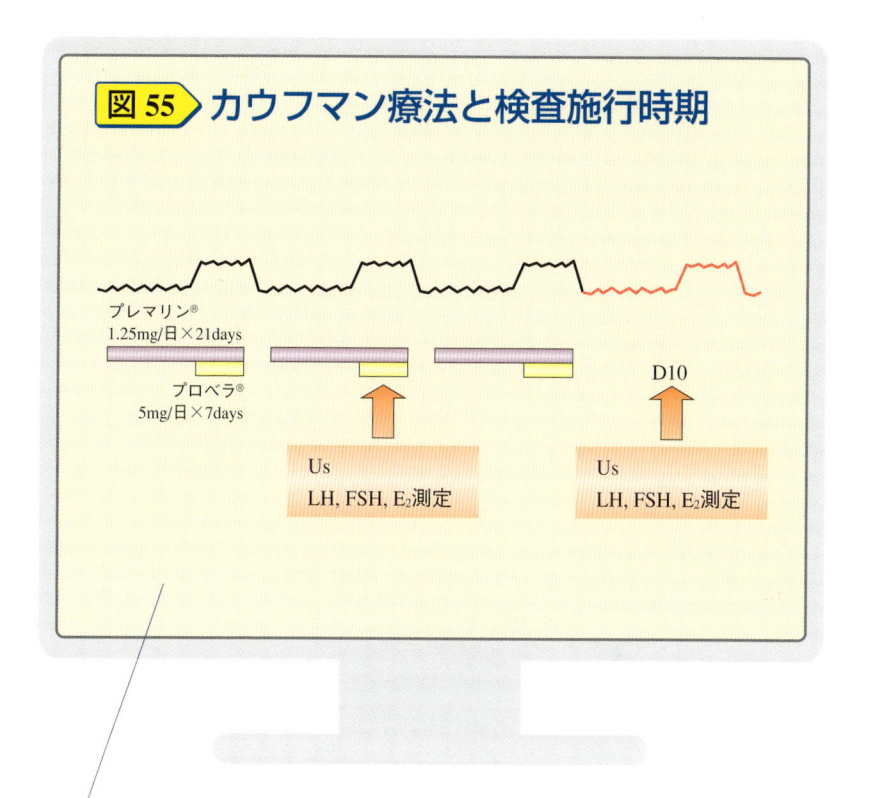

図55 カウフマン療法と検査施行時期

プレマリン®
1.25mg/日×21days

プロベラ®
5mg/日×7days

Us
LH, FSH, E₂測定

D10

Us
LH, FSH, E₂測定

POFに対するカウフマン療法は3周期施行後，1カ月間休薬する．これを繰り返し行う．排卵は，休薬中に起こることが2/3，カウフマン療法施行中に起こることが1/3である．

GnRH アゴニストを用いた排卵誘発には，調節性に優れる点鼻剤(スプレキュア®，ナサニール®)を用いる．GnRH アゴニストを投与すると FSH は漸減し，2～4 週間後に 20 mIU/ml 前後になる．卵胞の発育がみられるのはこの時点であり，GnRH アゴニスト使用時には投与後 1 週間ごとに超音波検査を行い，卵胞発育の兆候を見逃さないことが重要である．GnRH アゴニストを 4 週間投与しても卵胞発育が認められない場合には，単独投与による排卵誘発は断念する 図56 ．

　GnRH アゴニストにより下垂体をダウンレギュレーションさせ，外因性の FSH である hMG を連日投与して排卵誘発を試みる治療法も報告されているが，数周期のカウフマン療法に続いて行うほうが成績がよいとされている．しかし一方では hMG 投与日数の限界(際限)等不明な部分も多く，コストやリスクに見合うだけの効果があるか否か疑問である．

　POF の本態が卵巣内の卵胞数の減少(または枯渇)である以上，排卵誘発のみでの治療は困難である．現時点では，POF に対する最も有効な排卵誘発方法は，カウフマン療法もしくは GnRHa を併用した方法であると思われる．海外では POF による不妊に対しては，egg donation が行われているが，わが国では認められていない．

4）早発卵巣機能不全

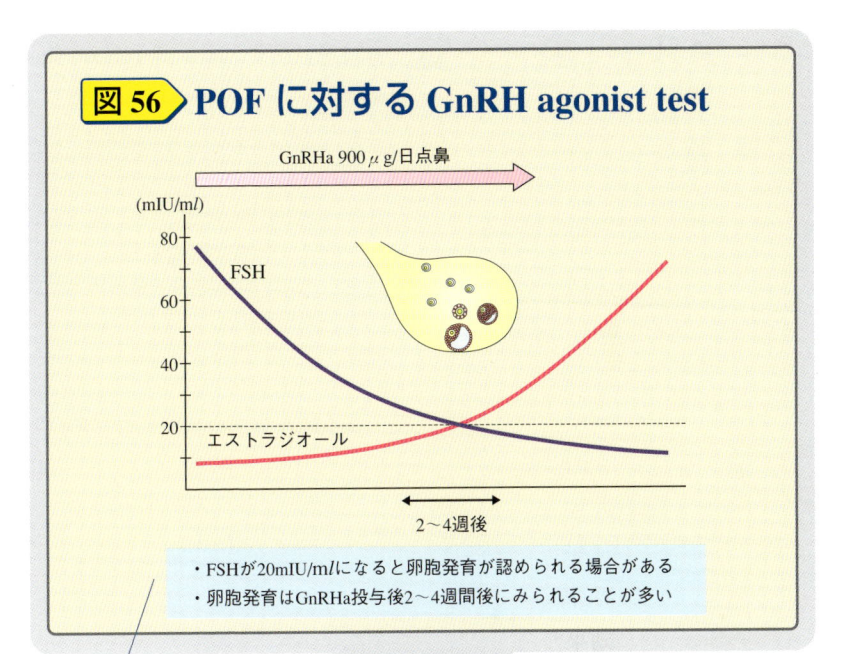

図56 POFに対するGnRH agonist test

GnRHa 900μg/日点鼻

(mIU/ml)

FSH

エストラジオール

2〜4週後

・FSHが20mIU/mlになると卵胞発育が認められる場合がある
・卵胞発育はGnRHa投与後2〜4週間後にみられることが多い

GnRHaの点鼻によりFSHは漸減する．FSHが20mIU/ml前後まで下降した時点で，卵胞発育が認められることが多い．卵胞発育の状態は，経腟超音波検査と血中エストロゲンの測定によりモニターする．

●イラスト・表 一覧（項目名, 図表 No. タイトル, 頁）

Ⅰ. 総　論

1. 成人女性の月経周期のしくみ
- 図1　月経周期の表現法 ……………………… 3
- 図2-1　成人女性の月経周期　1 ……………… 4
- 図2-2　成人女性の月経周期　2 ……………… 5
- 表1　月経周期に関するホルモン …………… 7
- 図3　月経周期における GnRH の分泌状況 ……………………………………………… 9
- 図4　月経周期における内分泌の基本 ……… 10
- 図5　Feed back の種類 ……………………… 12
- 図6　加齢に伴う卵胞数の変化 ……………… 13
- 図7　卵胞の種類と形態 ……………………… 15
- 図8　卵胞発育 ………………………………… 16
- 図9　卵胞発育における FSH の作用 ……… 17
- 図10　卵胞でのステロイドホルモン合成 … 18
- 図11　アロマターゼによるアンドロゲンからエストロゲンへの転換 ……………… 20
- 図12　LH の作用　排卵 …………………… 21
- 図13　LH の作用　黄体の発育・維持 …… 22
- 図14　子宮内膜の周期的な変化 …………… 24

2. 内分泌機能の評価法
- 図15　（写真）データ記憶式の基礎体温計 … 28
- 図16　基礎体温について …………………… 29
- 図17　月経周期におけるホルモン分泌 …… 31
- 表2　内分泌疾患の新しい基準値 ………… 33
- 表3　ホルモン負荷試験 …………………… 35
- 図18　経腟超音波検査の走査手順と観察項目 ……………………………………… 37
- 図19　経腟超音波断層法による子宮内膜パターンと子宮内膜組織像 ………………… 38
- 図20-1　（写真）経腟超音波断層法でみた月経周期　1 ……………………………… 42
- 図20-2　（写真）経腟超音波断層法でみた月経周期　2 ……………………………… 43

3. 基本的な薬剤の種類と投与法
- 図21　ドーパミン作動薬 …………………… 45
- 図22　クロミフェンの作用 ………………… 46
- 表4　エストロゲン製剤 …………………… 49
- 図23　代謝されて作用するエストロゲン製剤 ……………………………………… 50
- 表5　プロゲスチン製剤 …………………… 52
- 表6　プロゲスチン製剤の生理作用 ……… 53
- 表7　エストロゲン・プロゲスチン合剤 ………………………………………… 54, 55
- 図24　カウフマン療法 ……………………… 58
- 図25　剤形の違いによる血中ホルモン動態 ……………………………………………… 60
- 図26　ピンカス療法 ………………………… 61
- 図27　ホルムストローム療法 ……………… 62

II. 排卵障害の診断と治療

1. 排卵障害の定義
- 表8 正常な月経の定義 65
- 表9 子宮内膜からの出血 65

2. 無月経の分類
- 図28 無月経の分類と診断 67
- 図29 経腟超音波検査による無月経の分類 69
- 表10 原発無月経の主な原因 70
- 表11 続発無月経の主な原因 71

3. 排卵障害の分類
- 図30 排卵障害の分類の基本 73
- 表12 排卵障害の患者の診察の手順 75
- 図31 経腟超音波検査による排卵障害の分類 76
- 図32 血中ホルモン値による排卵障害の分類 79
- 図33 各種排卵障害の治療 81

4. 各疾患の診断と治療
- 図34 プロラクチンの分泌制御 83
- 表13 薬剤性高プロラクチン血症の原因となる薬剤 85
- 表14 高プロラクチン血症の原因 85
- 図35 中枢性無月経の分類 87
- 図36 視床下部障害における排卵障害の病態 88
- 図37 クロミフェン療法 90
- 図38 クロミフェン療法の効果判定と投与量 92
- 図39 クロミフェン2段投与法 93
- 図40 クロミフェン2段投与の理論 95
- 図41 第2度無月経に対するクロミフェンの効果 96
- 図42-1 クロミフェン投与中の発育卵胞の転帰 1 97
- 図42-2 クロミフェン投与中の発育卵胞の転帰 2 98
- 図43 視床下部性第2度無月経に対するクロミフェンの作用機序 100
- 図44 クロミフェン2段投与法の減量の仕方 101
- 表15 多嚢胞性卵巣症候群の診断基準 103
- 図45 (写真)PCOSの画像所見 104
- 図46 PCOSにおける卵巣の状態 106
- 図47 PCOSの病態生理 107
- 図48 PCOSにおける排卵障害に対する治療法 109
- 図49 クロミフェン療法のバリエーション 110
- 図50 排卵誘発に対するPCOSの反応 112
- 図51 (写真)LOD(laparoscopic ovarian drilling) 113
- 表16 POFの定義と分類 115
- 表17 POFの病因分類 116
- 図52 (写真)腹腔鏡で観察したPOFの卵巣形態 118
- 図53 (写真)POFの卵巣生検組織 119
- 図54 POFにおける卵胞数の推移 120
- 表18 POFの排卵誘発法 122
- 図55 カウフマン療法と検査施行時期 123
- 図56 POFに対するGnRH agonist test 125

- [JCOPY]〈(社)出版者著作権管理機構　委託出版物〉
本書の無断複写は著作権法上での例外を除き禁じられています．複写される場合は，そのつど事前に，(社)出版者著作権管理機構（電話 03-5244-5088，FAX 03-5244-5089，e-mail: info@jcopy.or.jp）の許諾を得てください．
- 本書を無断で複製（複写・スキャン・デジタルデータ化を含みます）する行為は，著作権法上での限られた例外（「私的使用のための複製」など）を除き禁じられています．大学・病院・企業などにおいて内部的に業務上使用する目的で上記行為を行うことも，私的使用には該当せず違法です．また，私的使用のためであっても，代行業者等の第三者に依頼して上記行為を行うことは違法です．

わかりやすい 女性内分泌 ―イラストで読む性周期のしくみ― 改訂第2版
ISBN 978-4-7878-2004-4

2013年 5月10日	第2版第1刷発行
2016年 3月10日	第2版第2刷発行
2018年11月30日	第2版第3刷発行

2006年11月22日	初版第1刷発行
2008年 7月30日	初版第2刷発行
2010年 3月20日	初版第3刷発行

編　　著	順天堂大学生殖内分泌グループ　北出真理・武内裕之
発　行　者	藤実彰一
発　行　所	株式会社 診断と治療社
	〒100-0014 東京都千代田区永田町 2-14-2
	山王グランドビル 4 階
	TEL：03-3580-2750（編集）　03-3580-2770（営業）
	FAX：03-3580-2776
	E-mail：hen@shindan.co.jp（編集）
	eigyobu@shindan.co.jp（営業）
	URL：http://www.shindan.co.jp/
印刷・製本	株式会社 加藤文明社

©Mari KITADE, Noriko TAKEUCHI, 2013. Printed in Japan　　　　　　　　　　　　　　　［検印省略］
乱丁・落丁の場合はお取り替えいたします．